Bleu De Méthylène

Le guide ultime pour différentes maladies et troubles

Grafton D. Neil

Clause de non-responsabilité

Bien que l'auteur ait fait tous ses efforts pour garantir l'exactitude et l'exhaustivité des informations contenues dans ce livre, il décline toute responsabilité en cas d'erreurs ou d'omissions. Les informations fournies sont uniquement destinées à des fins d'information générale et ne doivent pas être interprétées comme des conseils juridiques. Les lecteurs doivent consulter un avocat qualifié avant de prendre toute mesure basée sur les informations présentées dans ce livre.

Dévouement

À ma chère épouse, Jane, et à nos merveilleux enfants, Tom et Lily. Sans votre amour et votre soutien, ce livre n'aurait pas été possible. Merci d'être mon roc et mon inspiration.

Et merci à mon ami Simon pour ses conseils avisés et sa perspicacité tout au long du processus d'écriture. Vos contributions ont rendu ce livre meilleur que je n'aurais jamais pu imaginer.

Enfin, je tiens à exprimer ma gratitude à Dieu de m'avoir aidé et d'avoir donné vie à ce livre. Ce fut un véritable plaisir de travailler sur ce livre.

Reconnaissance

À ma famille, qui a toujours cru en moi, et aux lecteurs qui, je l'espère, trouveront joie et connaissances dans ces pages.

Table des Matières

Clause de non-responsabilité

Dévouement

Reconnaissance

Introduction

Histoire du bleu de méthylène

Utilisation du bleu de méthylène

    Médical:

    Biotechnologie:

    Purification de l'eau:

    Secteur alimentaire :

    Secteur Textile :

    Produits de beauté:

    La photographie:

Effets secondaires généraux

Révolutionner le traitement de la septicémie

Annihilateur d'acné

Insuffisance cardiaque? Pense Bleu

Le bleu de méthylène s'attaque au paludisme

Une percée dans la schizophrénie?

Un guide pour lutter contre la maladie d'Alzheimer?

Le mystérieux guérisseur du cancer

Perturbateurs des infections urinaires

Changer le traitement de l'autisme

TDAH et bleu de méthylène

Repenser le traitement de la maladie de Parkinson

Potential COVID-19 Treatment

Conclusion

les références

A propos de l'auteur

Introduction

Imaginez une société dans laquelle les maladies et les affections appartiennent au passé. Un monde libéré du fardeau de la maladie et de la souffrance, où les gens pourraient vivre pleinement. C'est l'objectif qui nous motive à trouver des réponses nouvelles et créatives aux problèmes de notre santé actuelle.

L'humanité lutte contre la maladie depuis des lustres, depuis les fléaux anciens jusqu'aux fléaux contemporains du cancer, du VIH et de la maladie d'Alzheimer. Des millions de personnes souffrent chaque année de maladies qui semblent incurables, malgré les énormes progrès de la médecine.

Cependant, et s'il existait un moyen de modifier cela ? Imaginez si une seule substance avait la capacité de traiter diverses maladies et affections, telles que le cancer, le paludisme, la dépression et l'anxiété ?

Il existe un tel composé. Il est utilisé depuis plus d'un siècle et porte le nom de bleu de méthylène. Cependant, ses promesses en tant que thérapie pour diverses maladies et affections sont restées largement méconnues jusqu'à récemment.

Depuis des décennies, le bleu de méthylène, une molécule chimique simple, est utilisé à la fois comme désinfectant et comme colorant. Cependant, des études ont montré que son potentiel est bien supérieur à ce que l'on aurait pu imaginer. Le bleu de méthylène peut cibler et tuer sélectivement les cellules cancéreuses tout en épargnant les cellules saines, selon des études. De plus, il a démontré son efficacité dans le traitement de diverses affections neurologiques, telles que l'anxiété, la dépression et même la maladie d'Alzheimer.

Les opportunités sont stupéfiantes. Imaginez une société dans laquelle les gens pourraient vivre sans craindre d'être malades et où le cancer ne serait plus une condamnation à mort. Imaginez une société libérée du fardeau de l'inquiétude et du désespoir, où les problèmes de santé mentale appartiennent au passé et où les individus peuvent mener une vie heureuse et pleine de sens.

C'est l'objectif qui nous motive à proposer des réponses nouvelles et créatives aux problèmes de santé auxquels nous sommes actuellement confrontés. Et au premier plan de cette vision se trouve le bleu de méthylène.

Nous examinerons en profondeur la science sous-jacente au bleu de méthylène et ses utilisations médicales dans ce livre. L'histoire de la substance, ses modes d'action et les découvertes les plus récentes sur son efficacité dans le traitement de diverses maladies seront abordées en détail. Nous parlerons également des dangers et des effets indésirables du bleu de méthylène, ainsi que de la manière dont il interagit avec d'autres médicaments et substances.

Au fil du temps, le bleu de méthylène, un produit chimique naturel produit par synthèse, a été utilisé pour diverses raisons. Le scientifique allemand Heinrich Caro fut le premier à le combiner en 1876.

Lorsque le bleu de méthylène était initialement utilisé comme couleur, il était principalement utilisé pour des matériaux comme la peau de vache et le papier. Il était également utilisé comme colorant pour la microscopie, car il pouvait donner aux spécimens naturels un aspect coloré qui améliorerait la visibilité à la loupe.

On a découvert que le bleu de méthylène avait des qualités curatives au milieu du XXe siècle. Il a d'abord été utilisé comme médicament antipaludique, puis comme traitement contre l'empoisonnement au cyanure, la méthémoglobinémie, les maladies du sang et les maladies des voies urinaires.

Dans les années 1950, on a découvert que le bleu de méthylène pouvait être utilisé pour traiter la méthémoglobinémie, un trouble dans lequel la capacité du sang à transporter l'oxygène est réduite. Il a également été appliqué au traitement des blessures causées par le cyanure.

Le bleu de méthylène est désormais reconnu pour son potentiel réel en tant que traitement des maladies neurodégénératives, telles que la maladie de Parkinson et la maladie d'Alzheimer. Il a été démontré qu'il possède des propriétés de prévention du cancer, des effets modérateurs et un potentiel pour aider à protéger les synapses contre les dommages.

Le bleu de méthylène est encore utilisé aujourd'hui comme colorant, colorant et médicament. Son potentiel dans d'autres domaines, tels que le traitement de la croissance cancéreuse et en tant que rival du spécialiste des virus, est également étudié.

Le bleu de méthylène est une couleur et un médicament qui ont une teinte bleu foncé. Il appartient à la famille des combinaisons connues sous le nom de phénothiazines et remplit diverses fonctions en recherche et en médecine.

Depuis très longtemps, le nord a été associé à la couleur bleu de méthylène. En histologie, il est fréquemment utilisé pour colorer les tissus et les cellules afin d'augmenter leur visibilité au microscope. Il est également utilisé dans d'autres applications dans les centres de recherche, telles que la perception des protéines et le marquage de l'ADN.

Il existe plusieurs utilisations du bleu de méthylène en médecine. Il a été utilisé pour traiter la méthémoglobinémie, un trouble dans lequel un type inhabituel d'hémoglobine empêche le sang de transporter suffisamment d'oxygène. En reconvertissant l'hémoglobine anormale à sa structure typiquement attendue, le bleu de méthylène augmente la quantité d'oxygène transportée.

Le bleu de méthylène est également utilisé dans le traitement de la toxicité du cyanure, car il aide à convertir le cyanure en une forme moins toxique que l'organisme peut expulser. Il a également été considéré comme un traitement potentiel pour la maladie d'Alzheimer, car il pourrait aider à ralentir la croissance des plaques bêta-amyloïdes dans le cerveau. De plus, le bleu de méthylène a été utilisé pour traiter divers contaminants en raison de ses qualités antibactériennes. Il a également été ciblé comme traitement potentiel de la maladie, car il pourrait aider à prévenir la création de cellules de croissance cancéreuses.

Le bleu de méthylène est une substance polyvalente qui a un large éventail d'utilisations prévues en recherche et en médecine. Ses qualités uniques et son adaptabilité en ont fait un outil précieux dans diverses disciplines, notamment la médecine et les examens cliniques, la microbiologie et l'histologie.

De nombreux articles sur les nombreuses utilisations du bleu de méthylène ont été écrits, et des explications logiques et des théories ont été proposées pour aider à donner un sens aux instruments de son activité. Le bleu de méthylène est principalement utilisé pour traiter la méthémoglobinémie, une maladie sanguine dans laquelle le fer contenu dans l'hémoglobine s'oxyde et devient impropre à transporter l'oxygène. Le bleu de méthylène fonctionne comme un spécialiste décroissant, rétablissant entièrement le fer oxydé dans son état typique de restriction d'oxygène.

Le véritable potentiel du bleu de méthylène en tant que traitement des maladies neurologiques, notamment la maladie de Parkinson et la maladie d'Alzheimer, a également été étudié. Selon certaines recherches, le bleu de méthylène pourrait aider à prévenir la formation d'enchevêtrements de tau et de plaques bêta-amyloïde, liés à la maladie d'Alzheimer. Cela peut également aider à protéger les synapses des dommages causés par le stress oxydatif et l'inflammation.

Malgré sa capacité à prévenir le cancer, il a été démontré que le bleu de méthylène a des effets antimicrobiens. Il pourrait être utilisé comme traitement contre les maladies en aidant à éradiquer ou à supprimer la croissance des germes et des infections.

En outre, des recherches ont été effectuées sur le bleu de méthylène pour déterminer son potentiel réel en tant que thérapie médicale. Selon quelques études, cela pourrait aider à prévenir la formation de cellules cancéreuses et tenter de rendre les cellules malades plus réactives à certains traitements, comme la radiothérapie.

Les systèmes d'activité du bleu de méthylène sont généralement complexes et des recherches plus approfondies sont prévues pour comprendre pleinement ses utilisations et applications prévues.

Au fil des années, les experts ont mené un certain nombre d'études sur le bleu de méthylène, examinant ses utilisations potentielles et ses mécanismes d'action. Voici quelques exemples d'expériences et d'apprentissages concrets liés au bleu de méthylène :

L'utilisation la plus courante du bleu de méthylène est dans le traitement de la méthémoglobinémie, un trouble dans lequel la capacité du sang à transporter l'oxygène est altérée. Lors d'une évaluation, des médecins ont administré du bleu de méthylène à des patients atteints de méthémoglobinémie et ont découvert que cela augmentait globalement les niveaux d'immersion en oxygène dans le sang.

Le bleu de méthylène concentré a été étudié comme remède potentiel contre les infections des voies urinaires (IVU). Les analystes ont comparé l'efficacité du triméthoprime-sulfaméthoxazole, un médicament antimicrobien, au bleu de méthylène dans le traitement des infections des voies urinaires dans une revue. Ils ont découvert que le bleu de méthylène était pratiquement aussi efficace que l'antimicrobien pour traiter la contamination.

Quelques études se sont penchées sur l'utilisation potentielle du bleu de méthylène comme traitement de la maladie de Parkinson. Dans une évaluation, les analystes ont traité des souris présentant des effets secondaires ressemblant à la maladie de Parkinson avec du bleu de méthylène et ont découvert que cela améliorait considérablement leur fonction motrice et réduisait le manque de cellules délivrant de la dopamine dans le cerveau.

De plus, le bleu de méthylène a été ciblé comme traitement potentiel pour la maladie d'Alzheimer. Dans une analyse, des chercheurs ont administré du bleu de méthylène à des souris présentant des effets secondaires similaires à ceux de la maladie d'Alzheimer et ont découvert qu'il améliorait la fonction mentale et réduisait l'accumulation de plaques bêta-amyloïdes dans le cerveau.

Quelques études ont examiné le potentiel du bleu de méthylène comme traitement contre la croissance maligne. Dans une étude, des chercheurs ont découvert que le bleu de méthylène était capable d'inhiber la croissance du cancer chez la souris et qu'il était également efficace pour tuer les cellules pathogènes in vitro.

Dans l'ensemble, ces analyses et d'autres suggèrent que le bleu de méthylène pourrait avoir un large éventail d'utilisations potentielles, et que des recherches supplémentaires sont nécessaires pour bien comprendre ses mécanismes d'action et sa viabilité clinique.

Notre objectif est de fournir aux lecteurs une compréhension complète du bleu de méthylène et de la manière dont il peut changer complètement notre façon de penser les soins de santé. Ce livre s'adresse à tous ceux qui souhaitent en savoir plus sur les derniers développements de la médecine, qu'il s'agisse d'un patient recherchant des thérapies alternatives ou d'un professionnel de la santé souhaitant poursuivre ses études.

À la fin de ce voyage, nous espérons que vous serez aussi enthousiastes et optimistes que nous quant à l'avenir de la médecine et à l'influence potentielle du bleu de méthylène. En travaillant ensemble, nous pouvons créer un monde exempt de maladies et de souffrances, où les gens pourront profiter pleinement de la vie et où les maladies et les troubles appartiendront au passé.

Histoire du bleu de méthylène

L'histoire de la molécule chimique bleu de méthylène, utilisée depuis plus d'un siècle, est intimement liée aux progrès de la médecine contemporaine. Heinrich Caro, un chimiste allemand employé par Bayer Pharmaceuticals, a créé ce produit chimique pour la première fois en 1876. Bayer recherchait à l'époque un colorant synthétique pour remplacer la couleur naturelle indigo, coûteuse et difficile à produire. Après que Caro ait fabriqué avec succès du bleu de méthylène, il était connu sous le nom de « Bleu de Bayer ».

Le bleu de méthylène, utilisé comme colorant dans une gamme de matériaux tels que les textiles, le cuir et le papier, a rapidement pris de l'importance pour Bayer. Ce qui suit est un résumé de l'histoire du bleu de méthylène :

1876 : Heinrich Caro, un chimiste allemand employé par Bayer Pharmaceuticals, crée pour la première fois le bleu de méthylène. Il était alors appelé « chlorure de bleu de méthylène » et était principalement utilisé comme colorant.

Heinrich Caro, d'origine allemande, a fréquenté l'Université de Berlin pour étudier la chimie après sa naissance en 1831. Après avoir obtenu son diplôme, il a travaillé comme chimiste pour plusieurs entreprises, dont la plupart étaient Bayer. Le bleu de méthylène a été découvert involontairement par Caro, qui expérimentait différentes combinaisons chimiques parce qu'il s'intéressait à la synthèse de nouvelles molécules.

Caro a combiné la diméthylaniline avec de l'acide chlorhydrique pour tenter de créer une nouvelle couleur. Il a été surpris lorsque la solution résultante a pris une teinte bleu vif qu'il a ensuite reconnu comme étant du bleu de méthylène. Caro n'a pas vu l'importance de sa découverte au début, mais il a vite découvert que le produit chimique possédait des qualités spéciales qui pourraient être utilisées pour autre chose que la simple teinture.

Parce qu'on pensait qu'il contenait des atomes de chlore, le bleu de méthylène était alors appelé « chlorure de bleu de méthylène ». Les scientifiques n'ont modifié le nom du composé que bien plus tard, lorsqu'ils ont réalisé qu'il contenait réellement des atomes d'azote.

En tant que colorant, le bleu de méthylène est devenu très rapidement apprécié, notamment dans le secteur textile. Il était utilisé pour donner aux textiles une riche teinte bleue qui ne se décolorait pas et ne se lavait pas. Le composé était également utilisé dans la fabrication du papier, où il améliorait la durabilité du papier et l'éclat des couleurs.

Le bleu de méthylène était cependant utilisé à d'autres fins que la mort. Peu de temps après, les chercheurs ont découvert que la substance avait des qualités antiseptiques et antibactériennes, ce qui la rendait utile pour cicatriser les plaies et éviter les infections. De plus, il s'est avéré utile dans le traitement de quelques affections respiratoires différentes, notamment la pneumonie et la bronchite.

Le bleu de méthylène, un traitement contre le paludisme, a été développé dans les années 1880, marquant une avancée majeure dans la lutte contre la maladie. Avant cela, le paludisme représentait une menace sérieuse pour la santé publique et il n'existait aucun médicament fiable. Des millions de personnes dans le monde ont été touchées par cette maladie, causée par un parasite transporté par les piqûres de moustiques et qui a entraîné une maladie généralisée et la mort.

Les scientifiques ont commencé à étudier l'application du bleu de méthylène, un nouveau colorant synthétique, comme traitement possible contre le paludisme à la fin des années 1800. Lorsqu'ils ont découvert que le médicament pouvait éradiquer le parasite du paludisme, il a rapidement été adopté comme traitement standard contre la maladie. Les patients ont reçu du bleu de méthylène sous forme de liquide qu'ils peuvent injecter par voie intraveineuse ou avaler.

L'introduction du bleu de méthylène dans la médecine a constitué un tournant important dans la lutte contre le paludisme. Pour la première fois, les professionnels de la santé disposaient d'une arme raisonnablement sûre et efficace contre la maladie. Le médicament était largement utilisé dans le monde entier, mais il était particulièrement populaire dans les régions tropicales où le paludisme était le plus répandu.

Ronald Ross, un médecin britannique, était l'un des principaux acteurs de l'application médicale du bleu de méthylène. L'un des premiers chercheurs à proposer qu'un parasite était à l'origine du paludisme, Ross a été un pionnier dans le domaine. Il a étudié le mécanisme d'action du bleu de méthylène et testé son efficacité dans le traitement du paludisme dans le cadre d'un projet de recherche approfondi. Ross a reçu le prix Nobel de physiologie ou médecine en 1902 pour ses travaux qui ont jeté les bases de l'utilisation généralisée du bleu de méthylène dans le traitement du paludisme.

Début du XXe siècle : pendant la Première Guerre mondiale, le bleu de méthylène était largement utilisé pour traiter le paludisme dans les troupes. Il était également utilisé pour traiter le choléra et la fièvre typhoïde, entre autres maladies.

Le bleu de méthylène a été utilisé pendant la Première Guerre mondiale pour soigner les soldats souffrant du paludisme, un problème grave pour les armées combattant dans les zones tropicales. Le médicament s'est avéré efficace pour atténuer l'intensité des symptômes du paludisme et accélérer la récupération des troupes. Le bleu de méthylène était également utilisé dans le traitement du choléra et de la fièvre typhoïde, deux maladies répandues dans les troupes à l'époque.

Avec la découverte des antibiotiques au milieu du 20e siècle, l'utilisation du bleu de méthylène comme traitement des maladies bactériennes a diminué. Comme on pensait que les antibiotiques étaient plus efficaces dans le traitement des infections bactériennes, ils ont rapidement été adoptés comme norme de soins pour diverses maladies bactériennes. Le bleu de méthylène était néanmoins encore utilisé pour traiter le paludisme, en particulier dans les régions où la résistance aux médicaments antipaludiques conventionnels s'était développée. Cela était dû au fait que le bleu de méthylène agissait différemment des médicaments antipaludiques conventionnels et était moins susceptible de créer une résistance.

Fin du 20e siècle : le bleu de méthylène est revenu sur le devant de la scène lorsque les scientifiques ont appris qu'il pouvait être utilisé à diverses autres fins thérapeutiques, telles que le traitement du VIH, du cancer et des maladies neurologiques.

Les chercheurs ont commencé à étudier les utilisations médicinales possibles du bleu de méthylène à la fin du 20e siècle, en plus de son utilisation dans le traitement du paludisme. Ils ont découvert que le médicament pouvait être utilisé pour traiter diverses autres affections, telles que le VIH, le cancer et les maladies neurologiques. Par exemple, le bleu de méthylène a été utilisé pour traiter la leucémie et le lymphome, entre autres cancers, lorsqu'il a été démontré qu'il avait des qualités anticancéreuses. Le bleu de méthylène a également été utilisé pour traiter les patients atteints du VIH/SIDA une fois qu'il a été démontré qu'il avait des qualités anti-VIH. Le bleu de méthylène a également été utilisé dans le traitement de maladies neurologiques, notamment la maladie de Parkinson et d'Alzheimer, lorsqu'il a été démontré qu'il avait des qualités neuroprotectrices.

Période contemporaine : Le bleu de méthylène fait actuellement l'objet de recherches pour son application possible dans le traitement de diverses maladies, telles que les accidents vasculaires cérébraux, la maladie de Parkinson et la maladie d'Alzheimer. Il est également étudié comme traitement possible contre divers types de toxicité, notamment l'empoisonnement au cyanure.

Le bleu de méthylène a le potentiel de guérir diverses maladies, notamment des troubles neurologiques comme la maladie de Parkinson et la maladie d'Alzheimer, ce qui enthousiasme les chercheurs. Le bleu de méthylène peut aider à protéger les tissus cérébraux des dommages induits par le stress oxydatif, car on pense que cela contribue à l'avancement de certains troubles. De plus, le bleu de méthylène a démontré des qualités anti-inflammatoires, ce qui suggère qu'il pourrait contribuer à réduire l'inflammation cérébrale, caractéristique de plusieurs maladies neurodégénératives.

L'application possible du bleu de méthylène dans la gestion des accidents vasculaires cérébraux est un sujet d'investigation en cours. Selon des études, le bleu de méthylène aide à réduire les dommages causés par un accident vasculaire cérébral en empêchant la formation de radicaux libres, ce qui peut exacerber les dommages déjà causés aux cellules cérébrales.

Le bleu de méthylène est étudié comme traitement possible contre l'empoisonnement au cyanure et d'autres types de toxicité, en plus de son utilité potentielle dans le traitement des maladies neurodégénératives et des accidents vasculaires cérébraux. Il a été démontré que le bleu de méthylène fonctionne bien pour transformer les ions cyanure en une forme moins nocive que le corps peut ensuite expulser. Cela a suscité un intérêt pour le bleu de méthylène en tant que traitement possible contre l'empoisonnement au cyanure, en particulier dans les cas où les thérapies conventionnelles sont inefficaces.

Le bleu de méthylène a également été étudié comme remède possible contre divers autres types de toxicité, comme l'empoisonnement au monoxyde de carbone. Lorsqu'il est inhalé en grande quantité, le monoxyde de carbone est un gaz toxique pouvant entraîner la mort ou des maladies graves. Il a été démontré que le bleu de méthylène fonctionne bien pour transformer le monoxyde de carbone d'une forme hautement toxique en une forme que le corps peut expulser.

Le bleu de méthylène est encore aujourd'hui une substance importante dans de nombreux domaines différents. Il s'agit encore d'un médicament couramment utilisé, en particulier dans les pays en développement où l'accès à une technologie médicale plus sophistiquée peut être restreint. Afin de débarrasser l'eau potable des impuretés et des micro-organismes dangereux, elle est également utilisée dans les procédures de traitement de l'eau. Le bleu de méthylène a également été étudié pour son application possible dans la gestion de quelques maladies neurologiques, notamment les maladies de Parkinson et d'Alzheimer. Bien que des recherches plus approfondies soient nécessaires pour comprendre pleinement son potentiel dans ces contextes, le bleu de méthylène continue d'être une substance importante et adaptable avec un avenir radieux.

Utilisation du bleu de méthylène

Le bleu de méthylène est une molécule chimique polyvalente ayant plusieurs utilisations dans diverses industries. Voici quelques applications typiques du bleu de méthylène :

Médical :

En médecine, le bleu de méthylène est utilisé pour traiter un certain nombre de maladies, telles que :

Paludisme : Une infection parasitaire provoque le paludisme, qui est traité au bleu de méthylène. Il fonctionne en interférant avec le métabolisme du parasite, ce qui l'empêche de proliférer et entraîne finalement sa mort.

Lorsqu'une personne consomme ou inhale du cyanure, elle peut être intoxiquée par le cyanure. Le bleu de méthylène est utilisé pour traiter cette maladie. Le bleu de méthylène fonctionne en transformant l'ion cyanure (CN-) en une substance moins nocive que le corps peut expulser.

Méthémoglobinémie : lorsqu'il y a une augmentation anormale de la quantité de méthémoglobine dans le sang, la maladie est appelée méthémoglobinémie et est traitée au bleu de méthylène. Un type d'hémoglobine inefficace pour transporter l'oxygène est appelé méthémoglobine. En transformant la méthémoglobine en hémoglobine ordinaire, le bleu de méthylène aide le sang à transporter à nouveau l'oxygène.

Diagnostic de carence en enzymes : Le bleu de méthylène est une technique de diagnostic utilisée pour déterminer quelles enzymes sont présentes dans l'organisme. Il peut être utilisé, par exemple, pour identifier les déficits de l'enzyme oxyde nitrique synthase, nécessaire à la synthèse de l'oxyde nitrique, un produit chimique qui contrôle la réponse immunologique et le flux sanguin.

Traitement des problèmes respiratoires : La maladie pulmonaire obstructive chronique (MPOC) et l'hypertension pulmonaire sont deux problèmes respiratoires qui ont été traités à l'aide du bleu de méthylène. La respiration devient plus facile grâce au relâchement des muscles lisses des voies respiratoires.

Anti-âge : Le bleu de méthylène pourrait avoir des propriétés anti-âge, selon certaines études. Il a été démontré qu'il stimule l'activité de la télomérase, une enzyme qui aide à préserver la longueur des télomères, les capuchons protecteurs qui terminent les chromosomes. Le vieillissement et les troubles liés au vieillissement sont liés au raccourcissement des télomères.

Neuroprotection : Les éventuels bienfaits neuroprotecteurs du bleu de méthylène ont été étudiés. Il a été démontré qu'il protège les neurones contre l'excitotoxicité et le stress oxydatif, qui jouent tous deux un rôle dans le développement de maladies neurodégénératives, notamment la maladie de Parkinson et la maladie d'Alzheimer.

Traitement du cancer : Des recherches ont porté sur le bleu de méthylène comme remède possible contre un certain nombre de cancers, notamment le cancer du côlon, du poumon et du sein. Il a été démontré qu'il empêche la croissance des cellules cancéreuses et, dans certaines situations, qu'il provoque l'apoptose ou la mort cellulaire.

Bien que le bleu de méthylène soit utilisé depuis de nombreuses années en médecine, il convient de noter qu'en raison de la possibilité d'effets indésirables et d'interactions avec d'autres médicaments, son utilisation est souvent limitée à des fins spécifiées et sous la supervision d'un expert en soins de santé.

Biotechnologie :

Parce qu'il peut fonctionner comme un inhibiteur réversible de certaines enzymes impliquées dans l'édition des gènes et le séquençage de l'ADN, le bleu de méthylène trouve des applications dans un large éventail d'applications biotechnologiques.

Édition génétique : le bleu de méthylène est un outil puissant pour l'édition précise du génome car il agit comme un inhibiteur réversible du système CRISPR-Cas9. Les deux parties principales du système CRISPR-Cas9 sont une enzyme appelée Cas9 qui coupe l'ADN à l'endroit souhaité et un court guide d'ARN, souvent appelé ARN guide ou ARNg, qui identifie une séquence d'ADN particulière. L'enzyme Cas9 est liée au bleu de méthylène, ce qui inhibe son action et empêche la coupure accidentelle de l'ADN. Cela donne aux chercheurs plus de contrôle sur le processus d'édition et garantit que les modifications qu'ils souhaitent apporter sont apportées sans conséquences inattendues.

Séquençage de l'ADN : pour augmenter la précision et l'exactitude des données, le bleu de méthylène est également utilisé dans les procédures de séquençage de l'ADN, notamment la réaction en chaîne par polymérase (PCR) et l'électrophorèse capillaire. L'enzyme Taq polymérase, qui amplifie la séquence d'ADN cible lors de la PCR, se lie au bleu de méthylène. Le bleu de méthylène diminue la production de bandes non spécifiques et augmente le rendement du produit PCR prévu en bloquant l'activité de la Taq polymérase. Le bleu de méthylène fonctionne comme un modificateur de mobilité dans l'électrophorèse capillaire, modifiant la vitesse à laquelle les fragments d'ADN migrent à travers la matrice de gel. Cela améliore la résolution et la précision des données de séquençage en permettant une meilleure séparation et visualisation des bandes d'ADN.

D'autres utilisations biotechnologiques du bleu de méthylène ont été étudiées, notamment l'identification d'interactions protéine-protéine, le contrôle de l'expression des gènes et la création de médicaments et de traitements de pointe. Sa capacité à se lier à des enzymes particulières et à les inhiber avec sélectivité en fait un outil précieux pour rechercher des processus enzymatiques et créer de nouveaux médicaments et traitements.

Purification de l'eau:

Dans les installations de traitement des eaux, le bleu de méthylène est utilisé pour éliminer les impuretés et les substances dangereuses microbes de l'eau potable. Il provoque la mort ou l'inactivité des bactéries et des virus en s'attachant à leurs membranes cellulaires. En stoppant la propagation des maladies transmises par l'eau, cette procédure contribue à garantir que l'eau est propre à la consommation humaine.

Le bleu de méthylène offre de nombreux avantages lorsqu'il est utilisé dans le traitement de l'eau. Tout d'abord, c'est un désinfectant très puissant qui peut éliminer divers agents pathogènes, tels que les champignons, les virus et les bactéries. C'est également une option abordable pour traiter l'eau en raison de son coût peu élevé par rapport aux autres désinfectants. Troisièmement, il est simple à utiliser ; aucun outil ou connaissance supplémentaire n'est nécessaire ; il peut être introduit directement dans l'approvisionnement en eau.

La liaison du colorant aux membranes cellulaires des bactéries est le mécanisme d'action du bleu de méthylène dans le traitement de l'eau. Le microbe meurt ou devient inactivé à la suite de cette liaison, ce qui endommage la membrane cellulaire. Bien que le mode d'action précis ne soit pas clair, on pense que le bleu de méthylène interagit avec la bicouche lipidique de la membrane cellulaire pour provoquer une instabilité et des fuites.

Pour augmenter l'efficacité d'autres désinfectants comme l'ozone ou le chlore, le bleu de méthylène est généralement utilisé en conjonction avec eux. Lorsqu'ils sont combinés, ces désinfectants ont le potentiel de détruire plus de micro-organismes que lorsqu'ils sont appliqués seuls. Le bleu de méthylène peut également être utilisé pour éliminer les matières organiques et autres impuretés de l'eau, améliorant ainsi sa qualité générale et réduisant le risque de contracter des maladies transmises par l'eau.

Le bleu de méthylène présente des avantages, mais il peut présenter certains inconvénients lors du traitement de l'eau. La capacité du colorant à réagir avec d'autres éléments présents dans l'eau et à produire des sous-produits dangereux est une source de préoccupation. De plus, de grandes quantités de bleu de méthylène peuvent être dangereuses pour la vie aquatique. Il faut donc faire preuve de prudence pour garantir que les niveaux utilisés dans le traitement de l'eau sont sans danger pour l'environnement.

Secteur alimentaire :

Dans certains pays, le bleu de méthylène est ajouté aux repas comme additif alimentaire pour améliorer la couleur d'aliments particuliers, comme le poisson et les crustacés. De plus, il est utilisé pour conserver la fraîcheur des fruits et légumes.

Les colorants synthétiques comme le bleu de méthylène sont fréquemment utilisés dans le secteur alimentaire pour améliorer la couleur de différents produits. Il est fréquemment utilisé pour améliorer la couleur des fruits et légumes ainsi que des poissons et fruits de mer afin de leur donner une teinte plus attrayante. La quantité de colorant appliquée sur le produit alimentaire varie en fonction de son utilisation prévue et de l'intensité de couleur souhaitée, allant souvent de 0,01 % à 0,1 %.

La capacité du bleu de méthylène à améliorer la couleur des aliments sans compromettre leur saveur ou leur contenu nutritionnel est l'un de ses principaux avantages pour l'industrie alimentaire. Le bleu de méthylène est une option privilégiée par de nombreux fabricants de produits alimentaires car, contrairement à certains autres colorants alimentaires, il ne donne pas au plat une saveur ou une odeur particulière.

Préserver la fraîcheur des fruits et légumes est un autre avantage du bleu de méthylène. En arrêtant la croissance des bactéries et autres microbes, la couleur ajoutée à la surface de ces articles peut aider à éviter leur détérioration. Cela peut augmenter la durée de conservation des articles et réduire le gaspillage alimentaire.

Il est essentiel de se rappeler qu'il existe un débat sur l'utilisation du bleu de méthylène dans le secteur alimentaire. Plusieurs recherches ont soulevé des inquiétudes concernant les effets possibles sur la santé de la consommation du colorant, en particulier en grande quantité ou sur des périodes prolongées. Pour cette raison, l'utilisation du bleu de méthylène dans les produits alimentaires est étroitement contrôlée dans de nombreux pays et les producteurs doivent respecter des réglementations strictes pour garantir la sécurité des clients.

Le bleu de méthylène reste néanmoins un ingrédient alimentaire courant dans de nombreuses régions du monde malgré ces inquiétudes. Il s'agit d'un instrument utile dans le secteur alimentaire qui sera probablement utilisé dans un avenir proche en raison de sa capacité à améliorer la couleur et la fraîcheur des produits alimentaires.

Secteur Textile :

L'industrie textile utilise le bleu de méthylène comme colorant pour les matériaux en coton, en laine et en soie. Il crée une riche teinte bleue qui ne s'effacera pas et ne se décolorera pas.

Parce qu'il présente divers avantages par rapport aux autres colorants, le bleu de méthylène est un choix populaire pour teindre les textiles naturels comme le coton, la laine et la soie. Tout d'abord, il crée une teinte bleue riche et vive très recherchée dans le secteur de la mode. De plus, il présente une résistance à la décoloration et au lavage, ce qui signifie que la couleur restera fidèle malgré les lavages répétés et l'exposition au soleil. Les vêtements durables comme les pulls en laine et les pantalons en jean nécessitent une attention particulière pour garantir leur longévité.

Utiliser du bleu de méthylène pour teindre un tissu nécessite généralement de tremper d'abord le matériau dans une solution colorante, puis de le chauffer pour fixer la couleur. En fonction du type de tissu à teindre et de la couleur bleue souhaitée, la procédure précise peut changer.

L'industrie textile privilégie le bleu de méthylène en partie en raison de son respect de l'environnement. Le bleu de méthylène est dépourvu de produits chimiques agressifs et biodégradable, contrairement à certaines autres couleurs. Pour cette raison, c'est une option plus sûre pour l'environnement et les personnes qui l'utilisent.

De plus, le bleu de méthylène possède des qualités antifongiques et antibactériennes qui peuvent aider à stopper le développement de germes sur le tissu. Ceci est particulièrement utile pour les vêtements comme les vêtements de sport et les sous-vêtements destinés à être portés près de la peau.

Le bleu de méthylène présente plusieurs inconvénients même s'il est fréquemment utilisé dans le secteur textile. L'un des principaux obstacles lors de l'utilisation du bleu de méthylène est d'obtenir une reproductibilité uniforme des couleurs, car la force et la teinte du colorant peuvent changer en fonction de variables telles que le pH, la température et la concentration. Les fabricants peuvent utiliser la spectrophotométrie et d'autres outils et méthodes spécialisés pour garantir une correspondance précise des couleurs afin de contourner ce problème.

Entreprise de cuir
L'industrie du cuir utilise le bleu de méthylène pour créer une variété de teintes, du bleu clair au noir foncé. Il est également utilisé pour améliorer la souplesse et la douceur du cuir.

Le bleu de méthylène est un colorant polyvalent qui peut être utilisé pour teindre le cuir dans une gamme de teintes, du bleu clair au noir foncé. Le type de cuir traité et la concentration du colorant détermineront la nuance précise de bleu créée. Le bleu de méthylène peut être combiné avec d'autres colorants pour produire des teintes supplémentaires, telles que le violet, le violet et le vert, en plus de fournir diverses nuances de bleu.

Améliorer la douceur et la souplesse du cuir est l'un des principaux avantages de l'utilisation du bleu de méthylène dans l'industrie du cuir. Le cuir traité au bleu de méthylène est souvent qualifié de finition « velours », ce qui décrit sa sensation incroyablement lisse et opulente. En raison de cette caractéristique, il est parfait pour une utilisation dans les accessoires de mode haut de gamme qui nécessitent une sensation douce et souple, comme les ceintures, les sacs à main et les chaussures.

Dans le secteur du cuir, le bleu de méthylène est généralement utilisé dans un processus en plusieurs étapes. Tout d'abord, le cuir est lavé et dégraissé pour éliminer tout contaminant susceptible de gêner le processus de coloration. Le cuir est ensuite traité avec une solution de bleu de méthylène qui s'infiltre dans les fibres du cuir. Finalement, le cuir est laissé sécher et durcir, permettant à la teinture de se fixer de manière permanente aux fibres.

Selon l'effet recherché, le bleu de méthylène peut être appliqué sur le cuir de différentes manières. L'utilisation de bleu de méthylène dissous dans de l'alcool ou de l'eau est l'une de ces techniques. Utiliser la couleur sous forme de poudre et la mélanger avec de l'alcool ou de l'eau avant de l'appliquer est une méthode supplémentaire. Combiner le bleu de méthylène avec des colorants supplémentaires pour produire une teinte sur mesure qui correspond aux préférences du client est encore une autre technique.

Le bleu de méthylène présente de nombreux avantages par rapport aux autres couleurs lorsqu'il est appliqué sur le cuir. Premièrement, il est relativement résistant à la lumière, ce qui signifie qu'il ne se décolore pas avec le temps. Ceci est particulièrement important pour les accessoires de mode haut de gamme puisque la cohérence des couleurs est essentielle. Le bleu de méthylène est une option plus sûre pour l'environnement et les travailleurs, car il est également relativement non toxique et respectueux de l'environnement.

Bien que le bleu de méthylène soit fréquemment utilisé dans le secteur du cuir, il peut présenter certains inconvénients à prendre en compte. L'un des principaux obstacles lors de l'utilisation du bleu de méthylène est d'obtenir une reproductibilité uniforme des couleurs, car la force et la teinte du colorant peuvent changer en fonction de variables telles que la température, l'humidité et la concentration du colorant. Les fabricants peuvent utiliser la spectrophotométrie et d'autres outils et méthodes spécialisés pour garantir une correspondance précise des couleurs afin de résoudre ce problème.

Produits de beauté:

En raison de sa capacité à s'attacher aux protéines et à solidifier leur structure, le bleu de méthylène est utilisé dans une variété de cosmétiques et d'articles de soins personnels, notamment les crèmes pour la peau et les colorations capillaires.

En raison de ses qualités particulières, le bleu de méthylène est un produit chimique qui peut être utilisé dans une variété de produits cosmétiques et de soins personnels. Dans cette industrie, l'une de ses applications les plus importantes est la fabrication de teintures capillaires, où il agit comme agent stabilisant pour les couleurs à base de protéines. Les teintures capillaires à base de bleu de méthylène sont une option populaire parmi les clients en raison de leur stabilité de couleur exceptionnelle et de leur résistance à la décoloration.

Parce que le bleu de méthylène peut s'attacher aux protéines et maintenir leur structure, il est utilisé dans les crèmes et lotions pour la peau en plus des colorations capillaires. En raison de cette caractéristique, il fonctionne bien comme composant dans les traitements cosmétiques destinés à minimiser les rides et ridules. Le bleu de méthylène aide à conserver la fermeté et l'élasticité de la peau en stabilisant les structures protéiques, ce qui donne aux consommateurs une apparence plus jeune.

Le bleu de méthylène est un élément utile dans les cosmétiques et les produits de soins personnels car il possède également des qualités anti-inflammatoires et antioxydantes. Ces qualités aident à protéger la peau contre l'inflammation et les dommages causés par les radicaux libres, qui peuvent entraîner un vieillissement précoce et d'autres problèmes cutanés.

Le bleu de méthylène est un colorant et un hydratant supplémentaire utilisé dans certains baumes à lèvres. Les baumes à lèvres contenant du bleu de méthylène laissent les lèvres subtilement teintées de bleu et procurent une hydratation longue durée.

Bien que le bleu de méthylène offre plusieurs avantages lorsqu'il est utilisé dans les cosmétiques, il est important de suivre les doses recommandées et les précautions de sécurité. Les personnes sensibles peuvent ressentir des réactions allergiques ou une irritation cutanée à des doses élevées. Par conséquent, il est essentiel d'évaluer minutieusement la sécurité et l'efficacité du bleu de méthylène dans les produits cosmétiques.

La photographie :

En photographie, le bleu de méthylène est utilisé pour produire un spectre de teintes allant du bleu au violet. De plus, il est utilisé pour produire l'effet unique de « cyanotype », qui donne une impression bleue de l'image.

Le bleu de méthylène est un colorant polyvalent avec de nombreuses applications en photographie. Créer une variété de couleurs sur les photos, du bleu au violet, est l'une de ses utilisations les plus populaires. Ceci est accompli en incorporant le colorant dans le processus d'impression, où il réagit avec d'autres substances pour créer les teintes appropriées. Les photographes peuvent générer une large gamme de couleurs et de teintes en faisant varier la quantité de bleu de méthylène utilisée pour modifier la force et la teinte de la couleur.

Le bleu de méthylène est utilisé non seulement pour réaliser des photos colorées, mais également pour créer un effet d'impression unique appelé « cyanotype », qui est une impression bleue de l'image où les sections exposées à la lumière deviennent blanches et les parties non exposées restent bleues. Le bleu de méthylène et le citrate d'ammonium ferrique sont combinés pour créer cet effet ; lorsqu'elle est exposée à la lumière, la combinaison produit des ions cyanure. L'image bleue est créée lorsque l'ion cyanure se combine avec un sel d'argent pour produire du cyanure d'argent.

Lorsque la méthode du cyanotype a été créée au milieu des années 1800, les images étaient imprimées pour être utilisées dans les périodiques et les journaux. Certains photographes et peintres l'utilisent encore aujourd'hui en raison de ses attributs visuels distinctifs et parce qu'il leur permet de réaliser différents tirages.

Le bleu de méthylène présente plusieurs avantages lorsqu'il est utilisé en photographie. L'un des avantages est qu'il donne aux photographes la possibilité de produire un large spectre de couleurs et de tons, des pastels délicats aux teintes intensément saturées. De plus, si elle est correctement entretenue, la technique du cyanotype donne une impression solide et durable qui peut durer des décennies. Enfin et surtout, le bleu de méthylène est moins dangereux et souvent considéré comme sûr à utiliser que certains autres produits chimiques et colorants utilisés en photographie.

Le bleu de méthylène présente néanmoins plusieurs inconvénients possibles en matière de photographie. Comme la couleur générée peut varier en fonction de facteurs tels que la concentration du colorant, le type de papier utilisé et la quantité d'exposition à la lumière, l'un des principaux obstacles est d'assurer des résultats cohérents. De plus, le bleu de méthylène subit un processus de décoloration qui, avec le temps, peut entraîner une perte de précision et d'intensité des couleurs. Lorsqu'ils utilisent du bleu de méthylène, les photographes doivent respecter les protocoles reconnus et les meilleures pratiques pour réduire ces dangers.

Réactifs pour le laboratoire :
Dans divers processus et tests chimiques, notamment l'identification des ions cyanure et l'évaluation de l'activité enzymatique, le bleu de méthylène est utilisé comme réactif de laboratoire.

En laboratoire, le bleu de méthylène est un produit chimique ayant de nombreuses applications en raison de sa polyvalence. C'est un réactif utile pour une variété de réactions et de tests chimiques en raison de ses caractéristiques chimiques distinctes. Voici quelques exemples d'utilisation du bleu de méthylène dans les réactifs de laboratoire :

Détection des ions cyanure : Pour trouver les ions cyanure (CN-) dans les solutions aqueuses, le bleu de méthylène est utilisé comme réactif. Un composé stable formé lorsque les ions cyanure réagissent avec le bleu de méthylène peut être détecté par spectrophotométrie. Pour savoir si un matériau contient du cyanure, la toxicologie et la médecine légale utilisent fréquemment cette réaction.

Mesure de l'activité enzymatique : nitrite réductase, une enzyme qui transforme les ions nitrite (NO2-) en oxyde nitrique (NO), en utilisant le bleu de méthylène comme substrat. Un changement d'absorbance résultant de la réduction des ions nitrites par le bleu de méthylène peut être détecté par spectrophotométrie. L'activité de la nitrite réductase et de plusieurs enzymes similaires est mesurée à l'aide de cette réaction.

Dosage de l'anhydrase carbonique : les ions bicarbonate sont créés lorsque le dioxyde de carbone est converti par l'enzyme anhydrase carbonique. Cette enzyme utilise le bleu de méthylène comme substrat et la réaction s'accompagne d'un changement d'absorbance. L'activité de l'anhydrase carbonique peut être quantifiée en mesurant le taux de production d'ions bicarbonate par spectrophotométrie.

Détermination du pH : Le bleu de méthylène a la capacité de changer de couleur en réaction aux variations de pH, ce qui en fait un outil précieux pour la détermination spectrophotométrique et visuelle du pH des solutions.

Identification bactérienne : basé sur la capacité des bactéries à diminuer le colorant, le bleu de méthylène peut être utilisé pour distinguer différents types de bactéries. Alors que certaines bactéries, comme Escherichia coli, sont incapables de transformer le bleu de méthylène en une molécule incolore, d'autres, comme Pseudomonas aeruginosa, en sont capables. En raison de cette caractéristique, le bleu de méthylène est un outil utile pour identifier les germes.

Physiologie végétale : Le transport de produits chimiques à travers les membranes cellulaires est étudié dans des études de physiologie végétale utilisant le bleu de méthylène. Les cellules végétales sont capables d'absorber le colorant, ce qui peut être utilisé pour étudier les voies de transport des ions et des solutés.

Le bleu de méthylène est une teinture qui peut être appliquée sur divers matériaux biologiques, notamment les tissus, les cellules et les microbes. Il peut être utilisé pour reconnaître certains microbes et voir comment les cellules et les tissus sont façonnés.

Synthèse chimique : Le bleu de méthylène est un ingrédient de départ pour la production de pigments et de médicaments, entre autres substances. Il peut être modifié par divers processus chimiques pour créer une variété de dérivés dotés de caractéristiques distinctes.

Le bleu de méthylène est une substance polyvalente polyvalente avec diverses utilisations dans le cadre scientifique. En raison de ses caractéristiques chimiques distinctes, il sert de réactif puissant pour une gamme de réactions et de tests chimiques. De plus, sa polyvalence dans ses applications dans plusieurs domaines, notamment la toxicologie, la biochimie et la physiologie végétale, en fait une ressource inestimable pour les scientifiques.

Surveillance environnementale : Pour déterminer si des contaminants particuliers, tels que des composés organiques et des métaux lourds, sont présents dans des échantillons de sol et d'eau, le bleu de méthylène est utilisé dans la surveillance environnementale.

Le bleu de méthylène est un colorant polyvalent qui a été largement utilisé dans la surveillance environnementale en raison de sa capacité à se fixer à des contaminants spécifiques présents dans des échantillons de sol et d'eau, notamment des produits chimiques organiques et des métaux lourds. En raison de sa capacité à se lier, le bleu de méthylène peut fonctionner comme un capteur pour identifier la présence de contaminants nocifs, fournissant ainsi des informations importantes pour les opérations de surveillance environnementale et de nettoyage.

Identification des métaux lourds :
Lors de l'examen d'échantillons d'eau et de sol, le bleu de méthylène est particulièrement utile pour identifier les métaux lourds, notamment le cadmium, le plomb et le mercure. Ces métaux ont la capacité de se combiner avec le bleu de méthylène pour générer un complexe provoquant un changement de couleur immédiatement identifiable. Les ions plomb (II), par exemple, peuvent produire une teinte vert jaunâtre, tandis que les ions mercure (II) peuvent faire virer le bleu de méthylène au rouge. Cette réaction colorimétrique permet d'identifier rapidement et facilement les métaux lourds dans les échantillons environnementaux, ce qui facilite la surveillance des sites pollués et l'évaluation des options de remédiation.

Identification des composés organiques :
Le bleu de méthylène est un outil utile pour identifier des composants organiques spécifiques dans des échantillons de sol et d'eau, en plus des métaux lourds. Par exemple, il peut réagir pour créer une émission de fluorescence distinctive avec les

hydrocarbures aromatiques polycycliques (HAP), qui sont des contaminants répandus dans le sol et les eaux souterraines. En détectant les HAP dans des échantillons environnementaux, cette fluorescence permet de surveiller les emplacements pollués et d'évaluer les tactiques de remédiation.

Analyse du sol :

De plus, le bleu de méthylène peut être utilisé dans l'analyse du sol pour détecter des contaminants tels que les éthers diphényliques polychlorés (PBDE) et les biphényles polychlorés (PCB). Les contaminants organiques permanents comme les PCB et les PBDE peuvent s'accumuler dans le sol et mettre en danger la santé des humains et de la faune. Ces contaminants peuvent être extraits des échantillons de sol de manière sélective par le bleu de méthylène, permettant de les identifier et de les quantifier par spectrométrie de masse ou chromatographie en phase gazeuse.

Suivi du traitement de l'eau :

L'efficacité des procédures de traitement de l'eau comme la floculation et la coagulation, qui visent à éliminer les polluants et les particules en suspension des eaux usées, peut être constatée à l'aide du bleu de méthylène. Le bleu de méthylène peut réagir avec les contaminants présents dans l'eau tout au long de ces procédures, les faisant précipiter ou s'agréger et devenir plus simple à éliminer. L'efficacité de la procédure de traitement peut être évaluée en suivant la baisse de la teneur en bleu de méthylène au fil du temps, ce qui contribue à garantir que l'eau satisfait aux exigences légales en matière de pureté.

Le bleu de méthylène est un instrument efficace pour la surveillance environnementale puisqu'il peut identifier une variété de contaminants dans les échantillons de sol et d'eau. Sa capacité à se fixer de manière sélective et à répondre de manière colorimétrique permet d'identifier rapidement et facilement les produits chimiques organiques et les métaux lourds, ce qui facilite la surveillance des zones polluées et l'évaluation des techniques d'assainissement. Pour cette raison, le bleu de méthylène reste un réactif crucial pour les opérations de surveillance et de nettoyage de l'environnement, soutenant la préservation des ressources naturelles de notre monde et la santé publique.

Le bleu de méthylène est une substance polyvalente qui est utilisée dans divers domaines, notamment la surveillance environnementale et la médecine. En raison de ses qualités particulières, c'est un outil essentiel dans diverses disciplines.

Effets secondaires généraux

Depuis plus d'un siècle, le bleu de méthylène est utilisé comme colorant, médicament et instrument scientifique. Il peut être utilisé à la fois à des fins bonnes et mauvaises, et il a un large éventail d'impacts sur différents systèmes biologiques. Voici quelques-uns des effets généraux du bleu de méthylène :

Propriétés de la teinture :
Étant un colorant cationique, le bleu de méthylène a une charge positive. Sa capacité à interagir avec des substances chargées négativement, notamment les protéines, l'ADN et l'ARN, en fait un outil précieux pour la coloration des tissus et des cellules. Le bleu de méthylène, qui a une charge positive, attire les groupes phosphate chargés négativement sur l'ADN et l'ARN pour former une combinaison stable qui rend ces molécules visibles au microscope.

Le bleu de méthylène est fréquemment utilisé pour identifier les ions cyanure dans les échantillons de sang et pour colorer les bactéries, les levures et les algues. Le bleu de méthylène a la capacité de pénétrer dans les membranes des cellules bactériennes et de se fixer à l'ADN, donnant aux bactéries une apparence bleue ou violette au microscope. Le bleu de méthylène peut se lier à des composants chargés négativement tels que les parois cellulaires des levures et des algues, provoquant un changement de couleur similaire.

Le bleu de méthylène a été utilisé comme colorant histologique pour examiner la structure des tissus en plus de colorer les cellules et les tissus. Le bleu de méthylène peut aider à révéler des détails sur l'architecture tissulaire et l'organisation cellulaire en se fixant aux noyaux et à d'autres structures cellulaires.

En immunohistochimie, le bleu de méthylène est également utilisé comme contre-colorant pour améliorer la visibilité de certaines protéines ou d'autres composés dans des tranches de tissus. Les chercheurs peuvent simultanément visualiser de nombreuses cibles dans la même coupe de tissu en utilisant le bleu de méthylène comme contre-coloration, ce qui permet une compréhension plus approfondie de la structure et de la fonction du tissu.

Le bleu de méthylène a également été étudié comme agent d'imagerie possible pour les biomarqueurs du cancer. Par exemple, il a été démontré qu'il s'attache exclusivement à des types particuliers de cellules cancéreuses, permettant ainsi aux chercheurs de suivre et de visualiser en temps réel l'évolution de la maladie. Cela peut aider à suivre l'efficacité des traitements contre le cancer ainsi qu'à faciliter l'identification et le diagnostic précoces du cancer.

Le bleu de méthylène est un outil flexible et puissant dans une gamme d'applications scientifiques, de la recherche fondamentale au diagnostic clinique, grâce à ses capacités de coloration. Sa capacité à s'attacher à des molécules chargées négativement et à modifier leur apparence a apporté une contribution substantielle à nos connaissances en biologie cellulaire et pourrait contribuer à la création de nouveaux dispositifs médicaux.

Propriétés antimicrobiennes :
Il a été découvert que la substance adaptable bleu de méthylène possède une action antibactérienne contre un large éventail de micro-organismes, tels que les champignons et les bactéries. En raison de cette

caractéristique, il fonctionne bien comme agent pour traiter les infections provoquées par certains microbes.

L'action antibactérienne du bleu de méthylène intervient en interférant avec la chaîne de transport des électrons et le métabolisme cellulaire. En fin de compte, cette procédure entraîne la mort cellulaire, ce qui éradique les organismes infectieux.

Il a été démontré que le bleu de méthylène est efficace contre les bactéries Gram-positives et Gram-négatives, ainsi que contre d'autres maladies bactériennes. Les bactéries telles que Pseudomonas aeruginosa, Escherichia coli et Staphylococcus aureus sont vulnérables au bleu de méthylène.

Le bleu de méthylène fonctionne en se fixant à la membrane cellulaire bactérienne et en interférant avec le fonctionnement régulier de la cellule. Il perturbe la chaîne de transport des électrons, nécessaire à la synthèse de l'énergie et à la préservation de l'homéostasie cellulaire. La cellule bactérienne meurt parce qu'elle est incapable de fabriquer de l'ATP.

De plus, il a été découvert que le bleu de méthylène fonctionne bien contre diverses maladies fongiques, telles que Aspergillus et Candida albicans. Ces champignons provoquent fréquemment des infections opportunistes chez les personnes recevant une chimiothérapie ou atteintes du VIH/SIDA, ou chez toute personne dont le système immunitaire est affaibli.

Les mécanismes antifongiques et antibactériens du bleu de méthylène sont comparables. La mort des cellules fongiques résulte de la perturbation de la membrane cellulaire fongique et de l'interférence avec le métabolisme cellulaire.

Plusieurs études ont suggéré des explications potentielles à l'activité antibactérienne du bleu de méthylène, alors que le mécanisme d'action précis n'est toujours pas clair. Selon une idée, le bleu de méthylène fonctionne comme un agent rédox, donnant ou recevant des électrons de cellules bactériennes ou fongiques, ce qui amène les espèces réactives de l'oxygène (ROS) à générer et à endommager diverses parties des cellules.

Selon une explication différente, le bleu de méthylène se lie à l'ADN ou à l'ARN des bactéries, modifiant sa composition structurelle pour arrêter la transcription et la réplication. Étant donné qu'il peut cibler un composant fondamental du matériel génétique de diverses bactéries, cela pourrait expliquer l'efficacité du bleu de méthylène contre un large spectre de microbes.

Malgré le potentiel antibactérien du bleu de méthylène, la résistance à cette substance est préoccupante. L'efficacité du bleu de méthylène en tant qu'option thérapeutique pourrait être diminuée en cas de surutilisation ou de mauvaise utilisation, ce qui pourrait entraîner la création de microbes résistants. Le bleu de méthylène ne doit donc être utilisé qu'avec parcimonie et en cas d'absolue nécessité.

Des applications cliniques du bleu de méthylène ont été rapportées pour le traitement des infections cutanées, respiratoires et urinaires. Il a également été utilisé comme conservateur de fluide biologique et antiseptique topique.

Il est essentiel de se rappeler que le bleu de méthylène ne doit être utilisé que sous la surveillance d'un médecin. Des symptômes indésirables, notamment des nausées, des vomissements et de la diarrhée, peuvent résulter d'une mauvaise utilisation. De plus, une utilisation excessive peut entraîner une accumulation de bleu de méthylène dans l'organisme, ce qui peut avoir des effets nocifs.

Le bleu de méthylène est un outil utile dans la lutte contre les maladies bactériennes et fongiques en raison de ses propriétés antibactériennes. Pour maximiser son efficacité en tant qu'agent antibactérien, il est essentiel de comprendre le mécanisme d'action et les éventuels mécanismes de résistance. Le bleu de méthylène est une molécule polyvalente dont les utilisations et les avantages potentiels peuvent être découverts grâce à des recherches plus approfondies sur ses caractéristiques et ses applications.

Effets inhibiteurs
De nombreuses études précliniques et cliniques ont révélé que le bleu de méthylène possède des

caractéristiques anti-inflammatoires. On pense que les propriétés anti-inflammatoires du bleu de méthylène proviennent de sa capacité à inhiber la synthèse de cytokines et d'enzymes pro-inflammatoires.

Il a été démontré que le bleu de méthylène réduit efficacement l'inflammation chez les animaux arthritiques. Le bleu de méthylène s'est avéré réduire considérablement le gonflement et l'inflammation des articulations chez les souris souffrant d'arthrite induite par le collagène dans une recherche publiée dans le Journal of Pharmacology and Experimental Therapeutics. Selon l'étude, l'utilisation du bleu de méthylène comme traitement contre la polyarthrite rhumatoïde s'avère prometteuse.

La possibilité d'utiliser le bleu de méthylène pour traiter la goutte, une sorte d'arthrite inflammatoire provoquée par une accumulation d'acide urique dans les articulations, a également été étudiée. Il a été prouvé que le bleu de méthylène diminuait rapidement la douleur et l'inflammation chez les personnes souffrant d'épisodes de goutte aiguë dans un essai pilote publié dans le Journal of Clinical Rheumatology. Le bleu de méthylène, selon les auteurs de l'étude, pourrait être un traitement complémentaire utile contre les poussées de goutte.

La possibilité du bleu de méthylène de réduire l'inflammation lors des réponses allergiques a été étudiée. Du bleu de méthylène a été administré à des souris souffrant d'asthme allergique dans le cadre d'une recherche publiée dans le Journal of Allergy and Clinical Immunology. Il a été découvert que le traitement réduisait l'hyperréactivité et l'inflammation des voies respiratoires chez les animaux. Selon l'étude, traiter l'asthme allergique avec du bleu de méthylène pourrait constituer une stratégie thérapeutique bénéfique.

On pense que le bleu de méthylène inhibe les cytokines et les enzymes pro-inflammatoires dans le cadre de son mécanisme anti-inflammatoire. Il a été démontré que le bleu de méthylène inhibe l'activité de plusieurs enzymes impliquées dans la réponse inflammatoire, telles que l'oxyde nitrique synthase (NOS), la lipoxygénase (LO) et la cyclooxygénase-2 (COX-2). De plus, il a été démontré que le bleu de méthylène inhibe la synthèse de cytokines pro-inflammatoires telles que l'interleukine-1 bêta

(IL-1β) et le facteur de nécrose tumorale alpha (TNF-α).

Les qualités anti-inflammatoires du bleu de méthylène impliquent qu'il pourrait être un traitement utile pour un certain nombre de maladies inflammatoires, telles que la goutte, l'arthrite, les réactions allergiques et peut-être même les maladies auto-immunes. Pour étudier complètement le potentiel thérapeutique du bleu de méthylène dans ces circonstances, des études supplémentaires sont nécessaires.

Malgré les résultats prometteurs des investigations précliniques et cliniques, il existe plusieurs restrictions concernant l'utilisation du bleu de méthylène. Le bleu de méthylène peut interagir avec d'autres médicaments et provoquer des effets indésirables tels que des nausées, des vomissements et de la diarrhée. En outre, il est nécessaire de déterminer la meilleure manière et la meilleure dose d'administrer le bleu de méthylène dans diverses situations inflammatoires.

De nombreuses études précliniques et cliniques ont démontré les fortes propriétés anti-inflammatoires du bleu de méthylène, indiquant qu'il pourrait s'agir d'un agent thérapeutique précieux pour la gestion des maladies inflammatoires. Pour explorer complètement son potentiel thérapeutique et vérifier sa sécurité et son efficacité à long terme, des études supplémentaires sont nécessaires.

Effets sur le cœur :

Les arythmies cardiaques, notamment celles liées à l'insuffisance cardiaque, ont été traitées au bleu de méthylène. Il fonctionne en améliorant la vitesse de conduction et la coordination des contractions du muscle cardiaque. Ceci est rendu possible par la capacité du bleu de méthylène à améliorer l'activité des canaux sodiques du muscle cardiaque, ce qui aide à contrôler les impulsions électriques qui régissent le rythme cardiaque.

Chez les personnes souffrant d'arythmies cardiaques, le bleu de méthylène peut aider à rétablir un rythme cardiaque normal en améliorant la vitesse de conduction et en coordonnant les contractions. Cela peut améliorer la qualité de vie générale en atténuant les symptômes tels que l'épuisement, les palpitations et l'essoufflement.

D'un autre côté, les effets chronotropes indésirables liés à des doses excessives de bleu de méthylène peuvent entraîner une bradycardie (ralentissement du rythme cardiaque) ou même un arrêt cardiaque. Cela est dû au fait que le bleu de méthylène a la capacité de diminuer l'activité du nœud sinusal, qui contrôle le rythme cardiaque. La bradycardie peut survenir lorsque le rythme cardiaque devient trop lent en raison d'un nœud sinusal ralenti. Dans les situations graves, cela peut entraîner un arrêt cardiaque qui, s'il est traité, peut être mortel.

Pour éviter ces effets chronotropes néfastes, il est crucial de gérer étroitement la quantité et l'apport de bleu de méthylène. Pendant le traitement au bleu de méthylène, les patients présentant des problèmes cardiaques préexistants, tels qu'une insuffisance cardiaque ou une maladie coronarienne, doivent être constamment surveillés. De plus, il est préférable d'éviter d'utiliser des bêtabloquants ou de la digoxine en même temps que d'autres médicaments liés au cœur, car ils augmentent le risque de bradycardie et d'arrêt cardiaque.

Lorsqu'il s'agit de traiter les arythmies cardiaques, notamment celles liées à l'insuffisance cardiaque, le bleu de méthylène peut être très utile. Pour éviter les effets chronotropes indésirables, les patients présentant des problèmes cardiaques préexistants doivent être étroitement surveillés pendant le traitement, et la dose et l'administration doivent être soigneusement gérées.

Impacts sur le système nerveux
Le potentiel du bleu de méthylène pour traiter diverses maladies neurodégénératives, telles que la maladie d'Alzheimer, la maladie de Parkinson et la chorée de Huntington, a été étudié. On suppose que le bleu de méthylène fonctionne en diminuant le stress oxydatif dans le cerveau et en inhibant la formation aberrante d'agrégation de protéines, deux facteurs censés contribuer à l'avancement de ces troubles.

Des recherches ont démontré que le bleu de méthylène peut réduire les niveaux d'alpha-synucléine, liée à la maladie de Parkinson, et de peptides bêta-amyloïdes, caractéristiques de la maladie d'Alzheimer. En outre, il a été démontré que le bleu de méthylène augmente la production d'enzymes antioxydantes et diminue la peroxydation lipidique dans le cerveau, offrant ainsi une protection contre les dommages neuronaux et le stress oxydatif.

D'un autre côté, des doses excessives de bleu de méthylène peuvent déprimer le système nerveux central, ce qui peut entraîner somnolence, désorientation et hallucinations. On pense que cela est dû à la capacité du médicament à se lier aux récepteurs GABA, qui contrôlent l'activité des neurones cérébraux. Le bleu de méthylène a la capacité d'activer ces récepteurs à fortes doses, ce qui augmente l'activité du transmetteur inhibiteur neuronal GABA et peut avoir des conséquences négatives, notamment la somnolence.

Certaines recherches ont indiqué que des doses modestes de bleu de méthylène peuvent être sûres et utiles dans le traitement des maladies neurodégénératives, malgré ces dangers possibles. Par exemple, une recherche publiée dans la revue Nature Communications a découvert que l'administration de doses modestes de bleu de méthylène à des souris atteintes de la maladie d'Alzheimer améliorait leurs performances cognitives sans avoir d'effets secondaires négatifs.

En outre, selon certains experts, le bleu de méthylène pourrait être utile dans le traitement d'autres affections neurologiques telles que les lésions cérébrales traumatiques et les accidents vasculaires cérébraux. Il a été démontré dans des études que le bleu de méthylène réduit le stress oxydatif et l'inflammation du cerveau à la suite d'une blessure, ce qui peut aider à prévenir davantage de dommages et à faciliter le rétablissement.

Le bleu de méthylène peut déprimer le système nerveux central à des niveaux importants, mais il peut également être utilisé en toute sécurité pour traiter des maladies neurodégénératives, notamment la maladie de Parkinson, la maladie d'Alzheimer et la chorée de Huntington, à faibles doses. Pour bien comprendre les avantages et les inconvénients possibles de l'utilisation du bleu de méthylène dans le traitement de certaines maladies, des études plus approfondies sont nécessaires.

Traitement du cancer :

Étant donné que le bleu de méthylène peut cibler et détruire spécifiquement les cellules cancéreuses tout en épargnant les cellules saines, il a été étudié comme traitement possible contre le cancer. Ceci est accompli par le médicament ciblant des produits chimiques particuliers qui sont plus répandus dans les cellules cancéreuses que dans les cellules saines, un processus connu sous le nom de cytotoxicité sélective.

La production d'espèces réactives de l'oxygène (ROS) qui endommagent l'ADN et les mitochondries des cellules cancéreuses est l'un des principaux moyens par lesquels le bleu de méthylène combat le cancer. Les ROS sont des molécules très réactives contenant de l'oxygène qui réagissent rapidement avec d'autres molécules à l'intérieur de la cellule pour endommager les composants cellulaires et finalement provoquer la mort cellulaire.

Grâce à un processus connu sous le nom de photosensibilisation, le bleu de méthylène amène les cellules cancéreuses à produire des espèces réactives de l'oxygène (ROS). Le bleu de méthylène est stimulé par des longueurs d'onde lumineuses spécifiques et produit des espèces réactives de l'oxygène (ROS), qui à leur tour endommagent les cellules cancéreuses voisines.

Le bleu de méthylène peut détruire avec succès les cellules cancéreuses tout en épargnant les cellules saines, car il cible spécifiquement les cellules cancéreuses. De plus, il a été démontré que le bleu de méthylène a moins d'effets négatifs que les médicaments de chimiothérapie conventionnels, qui peuvent avoir des effets secondaires graves et incapacitants.

Même si les premiers essais sur le bleu de méthylène comme traitement contre le cancer ont donné des résultats encourageants, des recherches plus approfondies sont encore nécessaires pour comprendre pleinement son innocuité et son efficacité chez l'homme. Pour maximiser ses bienfaits anticancéreux et réduire les effets secondaires possibles, les chercheurs étudient activement l'utilisation du bleu de méthylène en association avec d'autres traitements contre le cancer, tels que la chimiothérapie et la radiothérapie.

Amener le bleu de méthylène directement au site de la tumeur, garantir que le médicament est exposé au patient de manière constante au fil du temps et réduire le risque d'effets indésirables sont quelques-uns des obstacles liés à l'utilisation de cette thérapie contre le cancer. Pour surmonter ces obstacles et maximiser l'application du bleu de méthylène dans le traitement du cancer, les chercheurs développent de nouvelles stratégies d'administration, telles que des systèmes d'administration de médicaments personnalisés et des nanoparticules.

La cytotoxicité sélective du bleu de méthylène et ses faibles effets secondaires en font un excellent candidat pour une utilisation comme traitement contre le cancer. Bien que des recherches plus approfondies soient nécessaires pour comprendre pleinement son efficacité et sa sécurité, les données disponibles indiquent qu'il pourrait jouer un rôle important dans la lutte contre le cancer.

Extension de cette "Le bleu de méthylène a un large éventail d'utilisations médicinales, mais il peut également avoir des conséquences négatives, en particulier lorsqu'il est utilisé en grande quantité ou pendant une période prolongée. Les effets secondaires courants comprennent des maux de tête, des éruptions cutanées, des nausées et des vomissements.

Conséquences néfastes :
Le bleu de méthylène offre un large éventail d'utilisations thérapeutiques, mais il peut également avoir des conséquences négatives, notamment lorsqu'il est utilisé de manière excessive ou prolongée. Certains de ces effets indésirables sont les suivants :

- Nausées et vomissements : Le bleu de méthylène peut provoquer des nausées et des vomissements, en particulier s'il est utilisé pendant des périodes prolongées ou à des doses élevées. Il s'agit souvent d'une réaction passagère qui disparaît dès que le corps s'habitue au médicament.

- Diarrhée : le bleu de méthylène peut entraîner une diarrhée, qui est généralement modérée et passagère, mais qui peut parfois durer plus longtemps ou s'aggraver, auquel cas vous devriez consulter un médecin.

- Maux de tête : Bien que la plupart des maux de tête causés par le bleu de méthylène soient mineurs et transitoires, ils peuvent parfois devenir graves et durer longtemps. Si cela se produit, vous devez absolument consulter un médecin.

- Éruption cutanée : Le bleu de méthylène peut provoquer une éruption cutanée souvent mineure et passagère, mais qui peut parfois être grave et durable. Si cela se produit, vous devez absolument consulter un médecin.

- Étourdissements et étourdissements : le bleu de méthylène (généralement une réponse passagère qui disparaît à mesure que le corps réagit au médicament) peut provoquer des étourdissements et des étourdissements, en particulier lorsque vous vous levez rapidement ou changez de position.

- lassitude : le bleu de méthylène peut entraîner une lassitude légère à passagère ; mais, dans certains cas, un épuisement important et prolongé peut se développer, auquel cas une consultation médicale s'impose.

- Flou visuel : Le bleu de méthylène peut induire un flou visuel, qui est normalement mineur et passager, mais qui peut parfois être grave et durable. Si cela se produit, vous devez absolument consulter un médecin.

- Constipation : le bleu de méthylène peut entraîner une constipation, qui est souvent modérée et passagère, mais qui peut parfois être grave et durable ; dans de telles situations, des soins médicaux doivent être recherchés.

- inconfort abdominal : le bleu de méthylène peut provoquer un inconfort abdominal mineur et passager, mais dans certains cas, il peut être grave et durable ; dans de telles circonstances, il est important de consulter un médecin.

Le bleu de méthylène peut parfois entraîner des réactions allergiques, notamment de l'urticaire, des démangeaisons, des difficultés respiratoires ou un gonflement du visage, des lèvres, de la langue ou du cou. Si vous rencontrez l'un de ces symptômes, consultez immédiatement un médecin.

Remarque : n'essayez pas de vous soigner vous-même ou d'analyser des maladies, car une maladie grave nécessite un bref examen clinique. Ce guide est uniquement destiné à des fins éducatives et ne doit pas être utilisé comme substitut à une exhortation clinique.

Révolutionner le traitement de la septicémie

La septicémie est une maladie potentiellement mortelle qui survient lorsque la réponse du corps à une infection devient incontrôlée et provoque une inflammation généralisée. C'est l'une des principales causes de décès chez les patients hospitalisés et peut résulter de diverses infections, notamment celles causées par des bactéries, des virus, des champignons ou des parasites.

La septicémie se développe généralement chez les personnes déjà vulnérables, telles que celles dont le système immunitaire est affaibli, les personnes âgées, les jeunes enfants et les personnes souffrant de maladies chroniques comme le diabète, une maladie rénale ou une maladie du foie.

Les signes et symptômes de la septicémie peuvent varier, mais peuvent inclure :
Fièvre : Une fièvre supérieure à 101,3°F (38,5°C) peut être un signe de septicémie.

Fréquence cardiaque rapide : une fréquence cardiaque supérieure à 90 battements par minute peut indiquer une septicémie.

Confusion ou désorientation : les personnes atteintes de sepsis peuvent devenir confuses, désorientées ou avoir des difficultés à rester éveillées.

Essoufflement : la septicémie peut provoquer une accumulation de liquide dans les poumons, entraînant un essoufflement ou des difficultés respiratoires.

Faible tension artérielle : la septicémie peut provoquer une baisse de la tension artérielle, ce qui peut entraîner une défaillance d'un organe et la mort.

Nombre élevé de globules blancs : Un nombre élevé de globules blancs peut indiquer une infection pouvant entraîner une septicémie.

Diminution du débit urinaire : la septicémie peut entraîner une diminution du débit urinaire, ce qui peut indiquer une insuffisance rénale.

Peau froide et pâle : Les personnes atteintes de sepsis peuvent avoir une peau froide et pâle, ce qui peut indiquer une mauvaise circulation.

Convulsions : la septicémie peut provoquer des convulsions, en particulier chez les enfants.

Si une septicémie est suspectée, un traitement rapide est crucial. Le traitement consiste généralement à administrer des antibiotiques et à soutenir les organes vitaux, tels que les poumons, les reins et le cœur. Dans les cas graves, une hospitalisation dans une unité de soins intensifs (USI) peut être nécessaire.

Les causes sous-jacentes de la septicémie peuvent varier, mais certains coupables courants comprennent :

Infections bactériennes : les infections bactériennes, telles que la pneumonie, la méningite ou les infections des voies urinaires, peuvent se propager à la circulation sanguine et provoquer une septicémie.

Infections virales : les infections virales, telles que la grippe ou le virus de l'herpès simplex, peuvent également entraîner une septicémie.

Infections fongiques : les infections fongiques, telles que la candidémie ou l'aspergillose, peuvent provoquer une septicémie chez les personnes dont le système immunitaire est affaibli.

Infections parasitaires : les infections parasitaires, telles que le paludisme ou la toxoplasmose, peuvent provoquer une septicémie.

Infections à protozoaires : les infections à protozoaires, telles que la toxoplasmose ou la leishmaniose, peuvent également provoquer une septicémie.

Les facteurs de risque de développer une septicémie comprennent :

Âge : Les personnes âgées et les jeunes enfants courent un risque accru de développer une septicémie.

Système immunitaire affaibli : les personnes dont le système immunitaire est affaibli, comme celles atteintes du VIH/SIDA, d'un cancer ou prenant des médicaments immunosuppresseurs, sont plus sensibles à la septicémie.

Conditions médicales chroniques : les personnes souffrant de maladies chroniques, telles que le diabète, une maladie rénale ou une maladie du foie, courent un risque plus élevé de développer une septicémie.

Chirurgie ou traumatisme récent : les personnes qui ont récemment subi une intervention chirurgicale ou qui ont subi un traumatisme courent un risque accru de développer une septicémie.

Mauvaise hygiène : de mauvaises pratiques d'hygiène, comme le fait de ne pas nettoyer correctement les plaies ou le matériel médical, peuvent augmenter le risque de développer une septicémie.

Le bleu de méthylène a été concentré comme traitement attendu du sepsis en raison de sa capacité à réguler la réaction sûre et à diminuer l'irritation. Dans une étude préliminaire randomisée et contrôlée portant sur 202 patients atteints de sepsis, les scientifiques ont découvert que le bleu de méthylène, lorsqu'il est administré comme imprégnation intraveineuse, était lié à une diminution critique des taux de mortalité par rapport à un faux traitement. L'enquête a également révélé que le bleu de méthylène avait la capacité de développer davantage l'oxygénation et de réduire les marqueurs d'irritation.

Quelques études différentes ont également suggéré que le bleu de méthylène pourrait être efficace dans le traitement du sepsis, même si des recherches plus approfondies devraient être menées pour comprendre pleinement sa viabilité et son bien-être en milieu clinique. Il est essentiel de noter que le bleu de méthylène ne doit pas être utilisé comme traitement de première intention contre le sepsis et doit simplement être administré sous la surveillance d'un expert médical.

Le bleu de méthylène est un médicament utilisé depuis longtemps dans le traitement de différentes maladies, dont la septicémie. Vous trouverez ensuite un guide étape par étape sur la méthode la plus experte pour utiliser le bleu de méthylène pour traiter la septicémie :

Étape 1 : Rechercher une considération clinique
En supposant que vous soupçonnez une septicémie ou une autre maladie grave, consultez immédiatement un médecin. La septicémie est une maladie périlleuse qui nécessite un traitement bref. Votre PCP procédera à une évaluation intensive pour décider de la gravité de votre état et suggérer un traitement approprié.

Étape 2 : Obtenez un remède contre le bleu de méthylène
En supposant que votre médecin traitant confirme que le bleu de méthylène est un traitement approprié pour votre septicémie, il l'approuvera pour vous. Le bleu de méthylène est une ordonnance prescrite par

un médecin et il n'est pas disponible sans ordonnance.

Étape 3 : Gérer le médicament
Le bleu de méthylène peut être géré de plusieurs manières, en fonction de la gravité de votre sepsie et de votre bien-être général. Votre PCP décidera des mesures et de la stratégie appropriées pour une organisation. Voici quelques stratégies normales :

Perfusion intraveineuse (IV) : Il s'agit de la stratégie la plus largement reconnue pour l'organisation. La prescription est perfusée directement dans une veine de votre bras.

Perfusion intramusculaire : Cette technique consiste à perfuser la prescription dans un muscle, généralement dans la cuisse ou la croupe.

Organisation orale : parfois, le bleu de méthylène peut être pris par voie orale sous forme de pilule ou de comprimé.

Étape 4 : Évaluez votre état
Après avoir reçu du bleu de méthylène, votre médecin traitant examinera votre état pour garantir

que le médicament agit correctement et que vous ne rencontrez aucun effet indésirable.

Étape 5 : Revenez à votre médecin de premier recours
Cela signifie beaucoup de revenir à votre PCP après avoir reçu du bleu de méthylène pour garantir que votre sepsie s'améliore et pour examiner les inquiétudes ou les effets secondaires que vous pourriez ressentir.

Dans l'ensemble, l'utilisation du bleu de méthylène pour traiter la septicémie devrait être effectuée sous la direction d'un expert des services médicaux. En supposant que vous soupçonnez que vous souffrez d'une septicémie ou d'une autre maladie grave, consultez immédiatement un médecin…

Annihilateur d'acné

Maladie cutanée répandue touchant les individus de tous âges, l'acné est plus fréquente chez les adolescents et les jeunes adultes. Les comédons (points noirs et blancs), les papules, les pustules, les nodules et, dans les cas plus graves, les kystes, sont les caractéristiques qui le définissent. Le visage, le dos, la poitrine et d'autres parties du corps peuvent tous développer de l'acné.

Voici quelques-uns des éléments qui conduisent au développement de l'acné :

Production excessive de sébum : Le sébum est une matière grasse sécrétée par les glandes sébacées de la peau. La surproduction de sébum peut bloquer les pores et favoriser la croissance des germes.

Pores obstrués : L'excès de sébum, les cellules mortes de la peau et d'autres débris peuvent se combiner pour obstruer les pores, entraînant une obstruction qui retient les germes et l'huile.

Propionibacterium acids, souvent connu sous le nom de P. acnes, est un type de bactérie qui existe naturellement sur la peau et peut jouer un rôle dans le développement de l'acné. La bactérie P.acnés peut se développer et produire une irritation lorsque les pores sont obstrués.

Inflammation : La peau réagit en devenant irritée lorsque les pores sont obstrués et que les bactéries se développent. Des douleurs, des œdèmes et des rougeurs peuvent en résulter.

Fluctuations hormonales : l'augmentation de la production de sébum et de l'acné peut résulter de changements dans les niveaux d'hormones, qui peuvent survenir pendant la puberté, les menstruations, la grossesse et la ménopause.

Stress : Le stress peut potentiellement améliorer la synthèse d'hormones comme le cortisol, qui peuvent être liées à l'acné.

Génétique : étant donné que l'acné peut être héréditaire, il est possible que le problème ait une base génétique.

Médicaments : L'acné est un effet secondaire de plusieurs médicaments, notamment la testostérone, les corticostéroïdes et plusieurs anticonvulsivants.

Nutrition : Bien que des recherches sur la relation entre la nutrition et l'acné soient en cours, certains aliments, tels que les produits laitiers et les glucides raffinés, peuvent aggraver l'acné chez certaines personnes.

Types d'acné

L'acné se présente sous diverses formes, notamment :

Acné comédonale : Les points noirs et les pores obstrués sont les caractéristiques de cette forme d'acné.

Acné papulopustuleuse : ce type d'acné se distingue par des boutons rouges et sensibles appelés papules et des lésions remplies de pus appelées pustules.

Le type d'acné le plus grave est appelé acné nodulokystique, caractérisé par de gros kystes douloureux pouvant laisser des cicatrices.

Acné rosacée : Ce type d'acné comprend généralement des rougeurs et des rougeurs lorsqu'elle apparaît pour la première fois sur le nez et les régions environnantes.

Le bleu de méthylène concentré est un traitement bien connu pour les éruptions cutanées, qui sont des affections cutanées courantes causées par des pores obstrués, une accumulation de sébum dans les follicules pileux et des cellules mortes de la peau qui provoquent l'apparition de boutons, de points blancs et de pores obstrués.

Selon un article publié dans le Journal of Insightful Dermatology, des experts ont découvert que le bleu de méthylène avait la capacité d'éradiquer Propionibacterium acids, les minuscules organismes responsables des éruptions cutanées. L'étude a également révélé que le bleu de méthylène a la capacité de réduire la production de sébum, une huile qui pourrait contribuer à l'aggravation des irritations cutanées.

Une autre analyse publiée dans la revue Dermatology and Treatment a découvert qu'en se concentrant principalement sur les membres, une combinaison de thérapie par la lumière rouge et le bleu de méthylène a le potentiel de réduire la gravité des lésions cutanées.

Bien que ces tests suggèrent que le bleu de méthylène pourrait être utile comme traitement contre les éruptions cutanées, des recherches supplémentaires sont nécessaires pour bien comprendre sa faisabilité et sa sécurité en milieu clinique. Il est important de se rappeler que le bleu de méthylène ne doit être utilisé que sous la supervision d'un professionnel des services médicaux et ne doit pas être utilisé comme traitement de première intention en cas d'irritation cutanée.

Depuis très longtemps, le bleu de méthylène est prescrit pour traiter diverses maladies, notamment les infections bactériennes. Bien qu'il ne soit pas souvent utilisé pour traiter les éruptions cutanées, certaines études ont suggéré qu'il pourrait avoir certains avantages en réduisant les irritations et en éliminant les bactéries responsables de l'inflammation cutanée. Voici un didacticiel étape par étape sur la manière la plus professionnelle d'utiliser le bleu de méthylène pour soigner l'acné sur la peau :

Étape 1 : Consultez un dermatologue
Il est recommandé de consulter un dermatologue si vous ressentez une irritation cutanée afin qu'il puisse examiner votre peau et vous recommander la meilleure marche à suivre. Le bleu de méthylène est un médicament prescrit par un médecin et accessible uniquement sur ordonnance pour traiter les éruptions cutanées.

Étape 2 : Trouver une solution de bleu de méthylène

Votre dermatologue vous recommandera le bleu de méthylène s'il détermine qu'il s'agit d'un traitement approprié pour votre éruption cutanée. Le bleu de méthylène n'est disponible que sur ordonnance d'un expert médical. Ce n'est pas une substance légalement accessible.

Étape 3 : Utiliser l'ordonnance
La zone affectée de la peau peut recevoir une application topique de bleu de méthylène. Votre dermatologue vous conseillera sur la meilleure façon d'appliquer le médicament. Les méthodes typiques sont les suivantes :

L'application efficace du bleu de méthylène implique l'utilisation d'un coton-tige ou d'un autre appareil pour appliquer directement une petite quantité de colorant sur la zone affectée de la peau.

Étape 4 : Suivez un programme de soins de la peau
En plus de prescrire du bleu de méthylène, votre dermatologue peut vous conseiller de suivre un régime de soins de la peau pour vous aider à gérer votre épidémie. Cela peut impliquer d'utiliser un nettoyant doux, d'appliquer une crème hydratante et

de porter un écran solaire pour protéger votre peau des rayons nocifs du soleil.

Étape 5 : Examinez votre peau
Examinez souvent votre peau après avoir commencé à utiliser le bleu de méthylène pour vous assurer que le médicament agit comme prévu et que vous ne ressentez aucun effet indésirable. Si vous remarquez une rougeur, un gonflement ou des picotements, contactez immédiatement votre dermatologue.

Étape 6 : Retournez chez votre dermatologue
Il est impératif que vous suiviez régulièrement votre dermatologue pour vous assurer que l'inflammation de votre peau diminue et pour discuter de toute préoccupation ou effet secondaire que vous pourriez ressentir.

D'une manière générale, l'utilisation du bleu de méthylène pour traiter les éruptions cutanées doit être effectuée sous la supervision d'un professionnel de la santé. Parlez à un dermatologue si vous ressentez une irritation cutanée afin qu'il puisse examiner votre peau et vous recommander un traitement qui vous convient.

Insuffisance cardiaque? Pense Bleu

L'insuffisance cardiaque, également appelée insuffisance cardiaque congestive (ICC), est un trouble dans lequel le cœur ne peut pas pomper suffisamment de sang pour répondre aux demandes du corps. Des millions de personnes dans le monde souffrent de cette maladie répandue qui, si elle est ignorée, peut réduire considérablement la longévité et la qualité de vie.

Causes de l'insuffisance cardiaque
L'insuffisance cardiaque peut survenir pour diverses raisons. Parmi les raisons les plus courantes figurent :

- Maladie coronarienne : Une crise cardiaque provoquée par l'accumulation de plaque dans les artères coronaires peut endommager le muscle cardiaque et entraîner une insuffisance cardiaque.
- Hypertension artérielle : L'hypertension artérielle peut faire battre le cœur plus fort

qu'il ne le devrait, ce qui, avec le temps, peut affaiblir et endommager le muscle cardiaque.

- Diabète : le diabète augmente le risque d'insuffisance cardiaque en endommageant les vaisseaux sanguins et les nerfs contrôlant le cœur.
- Problèmes de valvules cardiaques : les problèmes de valvules cardiaques peuvent entraver la circulation sanguine et faire travailler le cœur plus fort, ce qui peut l'user et provoquer une défaillance.
- Maladie du muscle cardiaque : l'insuffisance cardiaque peut résulter de maladies comme la cardiomyopathie qui endommagent le muscle cardiaque.
- Problèmes de rythme cardiaque : L'insuffisance cardiaque peut résulter de battements cardiaques trop rapides ou trop lents en raison de rythmes cardiaques anormaux.
- Problèmes cardiaques congénitaux : si elles ne sont pas traitées, les anomalies cardiaques présentes dès la naissance peuvent entraîner une insuffisance cardiaque.

Symptômes d'insuffisance cardiaque

Les symptômes de l'insuffisance cardiaque peuvent différer d'une personne à l'autre, mais ils incluent fréquemment :

- Essoufflement : lorsque le cœur ne peut pas pomper suffisamment de sang, les poumons peuvent déborder de liquide, ce qui provoque une dyspnée.
- Fatigue : L'insuffisance cardiaque peut entraîner une faiblesse, un épuisement et un manque d'énergie, ce qui rend difficile l'exécution des tâches quotidiennes.
- Gonflement : L'accumulation de liquide dans le corps peut entraîner un gonflement des pieds, des chevilles et des jambes.
- Inconfort thoracique : En particulier après une activité vigoureuse, une douleur thoracique peut être un symptôme d'insuffisance cardiaque.
- Prise de poids rapide : Le corps peut prendre du poids rapidement en raison de l'accumulation de liquide.
- Toux : L'accumulation de liquide dans les poumons provoquée par une insuffisance cardiaque peut entraîner une toux chronique.

Étapes de l'insuffisance cardiaque

l'insuffisance cardiaque est généralement classée en quatre phases, chacune correspondant à un degré décroissant de la fonction cardiaque. Les phases comprennent :

- Stade A : À risque – Les personnes à ce stade peuvent courir un risque d'insuffisance cardiaque en raison du diabète, de l'hypertension artérielle ou d'autres conditions.
- Étape B : Altérations structurelles – Cette phase englobe les individus qui ont subi des modifications structurelles dans leur cœur, comme un épaississement de la paroi ou une hypertrophie du cœur.
- Stade C : Symptômes - Les personnes à ce stade peuvent ressentir de la fatigue ou un essoufflement en raison d'une insuffisance cardiaque.
- Les personnes au stade D : insuffisance cardiaque avancée sont celles qui ont besoin de soins spécialisés, notamment d'un dispositif de support mécanique ou d'une transplantation cardiaque, et qui ont besoin d'une insuffisance cardiaque avancée.

Le bleu de méthylène concentré a été identifié comme traitement potentiel contre la dégradation cardiovasculaire, un trouble dans lequel le cœur est incapable de pomper le sang efficacement. De nombreuses affections sous-jacentes, telles que l'hypertension, la cardiomyopathie ou la maladie coronarienne, peuvent entraîner un collapsus cardiovasculaire.

Le bleu de méthylène a le potentiel d'améliorer les résultats cardiovasculaires et de réduire les pressions des couloirs pneumoniques chez les patients souffrant de dépression cardiovasculaire, selon une brève recherche publiée dans le Diary of Cardiovascular Disappointment. L'étude a également révélé que le bleu de méthylène a la capacité de favoriser la production d'oxyde nitrique, une molécule qui favorise l'expansion des veines et le développement circulatoire.

Le bleu de méthylène s'est avéré avoir le potentiel d'améliorer la capacité circulatoire et de réduire l'irritation dans un modèle murin de dépression cardiovasculaire, selon une autre évaluation présentée dans le cours sur la dépression cardiovasculaire.

Bien que ces tests suggèrent que le bleu de méthylène pourrait être utile dans le traitement des maladies cardiovasculaires, des recherches supplémentaires sont nécessaires pour bien comprendre son innocuité et sa faisabilité dans des situations cliniques. Il est important de rappeler que le bleu de méthylène ne doit être contrôlé que sous la supervision d'un spécialiste des services médicaux et ne doit pas être utilisé comme traitement de première intention en cas de panne cardiovasculaire.

Le médicament bleu de méthylène est utilisé depuis très longtemps pour traiter diverses maladies, notamment la détérioration cardiovasculaire. Voici un didacticiel étape par étape sur la manière la plus efficace d'utiliser le bleu de méthylène pour soigner les maladies cardiovasculaires :

Étape 1 : Rechercher un examen clinique
Consultez immédiatement un professionnel si vous pensez souffrir d'une maladie grave, telle qu'un collapsus cardiovasculaire. Le collapsus

cardiovasculaire est un trouble dangereux qui doit être traité rapidement. Afin de déterminer la gravité de votre problème et de recommander la meilleure marche à suivre, votre médecin traitant procédera à une évaluation approfondie.

Étape 2 : Trouver un traitement au bleu de méthylène
Votre PCP vous prescrira du bleu de méthylène s'il vérifie qu'il s'agit d'un traitement approprié pour votre panne cardiovasculaire. Le bleu de méthylène est un médicament délivré uniquement sur ordonnance et approuvé par les professionnels de la santé.

Étape 3 : Surveiller la substance
Il existe plusieurs méthodes permettant de contrôler le bleu de méthylène, en fonction de la gravité de votre maladie cardiovasculaire et de votre état de santé général. Votre PCP choisira la mesure et la méthode appropriées pour une entreprise. Les tactiques typiques sont les suivantes :

Perfusion intraveineuse (IV) : La stratégie organisationnelle la plus connue. Le médicament est directement injecté dans une veine du bras.

Perfusion intravasculaire : Cette méthode consiste à injecter le médicament directement dans une veine.

Inhalation : À l'aide d'un nébuliseur, on peut occasionnellement respirer du bleu de méthylène.

Étape 4 : Examinez votre situation
Après votre administration de bleu de méthylène, votre médecin surveillera de près votre état pour s'assurer que le médicament agit comme prévu et que vous ne ressentez aucun effet indésirable.

Étape 5 : Retournez à votre PCP
Après avoir reçu du bleu de méthylène, il est important de faire un suivi auprès de votre PCP pour vous assurer que votre état cardiovasculaire s'améliore et pour discuter de toute préoccupation ou effet secondaire que vous pourriez avoir observé.

En général, la dépression cardiovasculaire ne doit être traitée qu'avec du bleu de méthylène sous la supervision d'un professionnel des services médicaux. Consultez immédiatement un professionnel si vous pensez souffrir d'une maladie grave, telle qu'un collapsus cardiovasculaire.

Le bleu de méthylène s'attaque au paludisme

Le parasite Plasmodium est l'agent infectieux responsable du paludisme, une maladie transmise par les moustiques. Dans de nombreuses régions du monde, notamment dans les zones tropicales et subtropicales, il s'agit d'un grave problème de santé publique. En 2019, 228 millions de cas de paludisme ont été recensés par l'Organisation mondiale de la santé (OMS), avec 405 000 décès, principalement en Afrique.

Il existe cinq variétés du parasite Plasmodium qui peuvent infecter les humains, mais la plus mortelle, Plasmodium falciparum, est la principale cause de mortalité due au paludisme. Lorsqu'une femelle anophèle infectée par le parasite en pique une autre, l'infection se propage. Après avoir été piqué, le parasite pénètre dans la circulation et se multiplie, produisant des symptômes tels que maux de tête, fièvre, frissons et douleurs musculaires.

Il existe deux principales classifications du paludisme : simple et complexe. Le terme «

paludisme simple » décrit les premiers stades de la maladie, lorsque des médicaments antipaludiques peuvent être utilisés pour traiter les symptômes modérés de la maladie. D'un autre côté, le paludisme compliqué survient lorsque la maladie atteint un stade plus grave et entraîne une anémie, une défaillance d'organe et des conséquences potentiellement mortelles.

Selon le type de parasite et le système immunitaire de l'hôte, les symptômes du paludisme peuvent changer. Les signes et symptômes typiques comprennent :

Le signe le plus typique du paludisme est une forte fièvre, dont la gravité peut varier de modérée à sévère.
Frissons : les patients peuvent avoir des frissons ou des tremblements, en particulier aux premiers stades de la maladie.
Maux de tête : Un autre symptôme typique du paludisme est un fort mal de tête.
Douleurs musculaires : les patients peuvent ressentir une gêne articulaire et des douleurs musculaires, tout comme ils le feraient en cas de grippe.

Une lassitude excessive, une faiblesse et un comportement léthargique peuvent tous être des symptômes du paludisme.

nausées et nausées : Certaines personnes peuvent avoir des vomissements et des nausées, en particulier aux premiers stades de la maladie.

Diarrhée : Surtout chez les jeunes, les selles molles et la diarrhée sont des signes fréquents du paludisme.

Anémie : une baisse du nombre de globules rouges provoquée par le paludisme peut entraîner une anémie, qui peut entraîner une faiblesse, un épuisement et une dyspnée.

Le paludisme peut entraîner des conséquences graves, voire mortelles, si le traitement n'est pas reçu, notamment :

Le type de paludisme le plus grave, appelé paludisme cérébral, se caractérise par une accumulation de parasites dans le cerveau pouvant entraîner le coma, des convulsions, une désorientation et même la mort.

Œdème pulmonaire : une accumulation de liquide dans les poumons peut provoquer de la toux, des difficultés respiratoires et une gêne respiratoire.

Insuffisance rénale : le paludisme peut entraîner une insuffisance rénale, qui peut inclure un œdème, une gêne abdominale et une réduction de la production d'urine.

Hypoglycémie : les patients atteints de paludisme peuvent présenter une hypoglycémie, en particulier s'ils n'ont pas mangé depuis un certain temps.

Manifestations hémorragiques : des selles sanglantes, des ecchymoses et des saignements de nez sont des exemples d'épisodes hémorragiques provoqués par des troubles de la coagulation provoqués par le paludisme.

Un examen physique, des tests de laboratoire et des symptômes cliniques sont utilisés pour diagnostiquer le paludisme. Les tests de diagnostic rapide (TDR), la réaction en chaîne par polymérase (PCR) et la microscopie sont quelques-unes des méthodes de laboratoire qui peuvent être utilisées pour confirmer la présence du parasite dans la circulation.

Le type de parasite et l'intensité de la maladie déterminent la manière dont le paludisme est traité. Des médicaments antipaludiques tels que la quinine, la chloroquine ou un traitement combiné à base d'artémisinine (ACT) peuvent être utilisés pour traiter des cas simples de paludisme. L'hospitalisation et les soins intensifs sont nécessaires pour traiter le paludisme compliqué, qui est traité avec des médicaments antipaludiques, une reconstitution de l'hydratation, une oxygénothérapie et la gestion des problèmes associés.

Le bleu de méthylène concentré a été développé comme traitement prédit des maladies intestinales, une maladie infectieuse transmise par les moustiques causée par un parasite qui peut entraîner de la fièvre, des frissons et des symptômes secondaires similaires à ceux de la grippe.

Selon une étude publiée dans la revue Antimicrobien Specialists and Chemotherapy, les chercheurs ont découvert que le bleu de méthylène pourrait empêcher le parasite de la fièvre de la jungle de se développer in vitro ou en laboratoire. L'étude a également révélé que le bleu de méthylène pourrait augmenter la capacité de survie des médicaments antipaludiques courants comme l'artémisinine et la chloroquine.

Une étude a découvert que le bleu de méthylène pourrait réduire efficacement la quantité de parasites dans le sang des souris infectées par Plasmodium berghei, un parasite qui donne la fièvre de la jungle aux rongeurs.

Bien que ces tests suggèrent que le bleu de méthylène pourrait être utile dans le traitement de la fièvre de la jungle, des recherches supplémentaires sont nécessaires pour bien comprendre sa faisabilité et sa sécurité en milieu clinique. Il est important de se rappeler que le bleu de méthylène ne doit être utilisé que sous la supervision d'un professionnel de la santé et ne doit pas être utilisé comme traitement de première intention pour les maladies intestinales.

Depuis très longtemps, le bleu de méthylène est utilisé pour traiter diverses maladies, notamment la fièvre de la jungle. Voici un didacticiel étape par étape sur la manière la plus efficace d'utiliser le bleu de méthylène pour soigner les maladies intestinales :

Étape 1 : Rechercher un examen clinique

Si vous pensez avoir la fièvre de la jungle, consultez un médecin dès que possible. Un traitement à court terme est nécessaire pour cette maladie dangereuse connue sous le nom de maladie intestinale. Votre médecin traitant effectuera un examen approfondi pour déterminer la gravité de votre maladie et recommander la meilleure marche à suivre.

Étape 2 : Trouver une solution de bleu de méthylène

Votre PCP vous recommandera du bleu de méthylène s'il détermine qu'il s'agit d'un traitement approprié pour votre maladie intestinale. Le bleu de méthylène n'est disponible que sur ordonnance d'un expert médical. Ce n'est pas une substance légalement accessible.

Étape 3 : Surveiller le médicament

Selon l'intensité de votre fièvre de la jungle et votre état de santé général, il existe plusieurs façons de contrôler le bleu de méthylène. Il appartiendra à votre médecin traitant de choisir la mesure et l'approche appropriées pour l'organisation. Les méthodes typiques sont les suivantes :

Comprimés oraux : C'est la technique d'organisation la plus utilisée. Le médicament est pris par voie orale avec de l'eau.

Perfusion intraveineuse (IV) : En cas de fièvre de jungle sévère, cette méthode peut être utilisée. Le médicament est directement injecté dans une veine du bras.

Étape 4 : Adhérer à une stratégie de traitement
En plus de vous prescrire du bleu de méthylène, votre médecin traitant peut vous conseiller de suivre un traitement conçu pour vous aider à gérer votre maladie intestinale. Cela peut impliquer de dormir, de rester hydraté et de prendre davantage de médicaments.

Étape 5 : Examinez votre situation
Votre médecin surveillera de près votre état une fois que vous commencerez à utiliser le bleu de méthylène pour s'assurer que le médicament agit comme prévu et que vous ne ressentez aucun effet secondaire négatif.

Étape 6 : Retournez chez votre fournisseur de soins primaires

Il est important de faire un suivi auprès de votre médecin traitant après avoir reçu du bleu de méthylène pour vous assurer que votre maladie intestinale s'améliore et pour discuter de toute préoccupation ou effet secondaire que vous pourriez avoir observé.

De manière générale, le traitement au bleu de méthylène contre la fièvre de la jungle doit être effectué sous la supervision d'un professionnel des services médicaux. Si vous pensez souffrir d'une maladie intestinale, consultez un médecin dès que possible.

Une percée dans la schizophrénie ?

La schizophrénie est une maladie mentale grave qui touche environ 1 % de la population mondiale. Les délires, les hallucinations, les troubles de la pensée et du comportement, ainsi que le manque de motivation ou d'intérêt pour les tâches, sont quelques-uns des symptômes qui le définissent.

Bien que les origines précises de la schizophrénie restent floues, les recherches indiquent qu'un mélange de variables génétiques, environnementales et neurochimiques est le plus susceptible d'être impliqué. Alors que certaines recherches ont lié certaines variantes génétiques à un risque accru de développer la schizophrénie, d'autres études ont révélé que l'exposition à certaines variables environnementales, telles que les traumatismes de l'enfance ou les infections virales prénatales, peut également jouer un rôle dans le développement de la maladie.

Les symptômes positifs, ou sensations ou impressions infondées, sont l'une des principales caractéristiques de la schizophrénie. Les délires, comme la conviction d'être observé ou la cible d'un stratagème, et les hallucinations, comme entendre des voix ou voir des objets qui ne sont pas là, en sont des exemples. Des symptômes négatifs de la schizophrénie sont également fréquemment observés, notamment un manque de dynamisme ou d'expression émotionnelle.

La schizophrénie se caractérise également par des schémas de parole et de pensée désorganisés. Les personnes atteintes de la maladie peuvent avoir du mal à mettre de l'ordre dans leurs idées et leurs pensées, et peuvent également s'exprimer de manière incohérente ou erratique. En conséquence, ils peuvent avoir du mal à interagir avec les autres de manière efficace.

Les patients schizophrènes peuvent également présenter des déficits cognitifs, tels que des problèmes de concentration, de mémoire et de traitement de l'information, en plus de ces symptômes. Ils peuvent également avoir des difficultés à conserver un emploi ou à participer à des activités productives. Ils peuvent également avoir des difficultés avec les interactions et les relations sociales.

Bien qu'il n'existe aucun remède connu contre la schizophrénie, il existe des thérapies qui peuvent aider à contrôler ses symptômes et à améliorer la vie des personnes qui en souffrent. Les antipsychotiques sont fréquemment utilisés pour atténuer l'intensité des symptômes positifs, et la psychothérapie peut aider les personnes atteintes de schizophrénie à améliorer leurs compétences sociales et de communication ainsi que leurs mécanismes d'adaptation. Les membres de la famille qui tentent de comprendre et d'aider leurs proches atteints de schizophrénie peuvent trouver utile de participer à une thérapie familiale.

Une hospitalisation pourrait être nécessaire dans certaines circonstances pour protéger la santé et la sécurité des personnes atteintes de schizophrénie. Lorsque le traitement et les médicaments ont échoué, une thérapie par électrochocs, ou ECT, peut également être suggérée.

Il est essentiel de se rappeler qu'une éducation inappropriée ou une faiblesse au niveau individuel ne provoque pas la schizophrénie. Il s'agit d'une maladie grave qui nécessite des soins spécialisés ainsi que la compassion des amis, de la famille et de la communauté dans son ensemble. Avec les soins et l'assistance appropriés, les personnes atteintes de schizophrénie peuvent vivre une vie heureuse et utile et atteindre leurs objectifs.

Maladie mentale complexe et multidimensionnelle, la schizophrénie touche des milliers de personnes dans le monde. La recherche continue d'apporter des informations sur les variables biologiques et environnementales qui contribuent à son développement, même si ses causes ne sont pas encore entièrement connues. Les personnes atteintes de schizophrénie peuvent apprendre à contrôler leurs symptômes et à mener une vie épanouie avec le soutien et la thérapie appropriés.

Le bleu de méthylène concentré a été étudié comme traitement potentiel pour la schizophrénie, une maladie psychologique grave se manifestant par des hallucinations, des rêves et des processus de pensée et de comportement désordonnés.

Dans un bref article publié dans le Diary of Clinical Psychopharmacology, les chercheurs ont découvert que le bleu de méthylène pourrait améliorer la fonction cognitive et diminuer les effets indésirables chez les patients schizophrènes. L'étude a également révélé que le bleu de méthylène a la capacité d'augmenter la production d'une protéine appelée facteur neurotrophique dérivé du cerveau (BDNF), qui est importante pour la croissance et la survie des neurones du cerveau.

Une autre revue publiée dans le Diary of Psychopharmacology a indiqué que le bleu de méthylène pourrait améliorer la mémoire de travail et atténuer les conséquences négatives de l'anhédonie, ou l'incapacité d'éprouver de la joie, chez les patients schizophrènes.

Bien que ces tests suggèrent que le bleu de méthylène pourrait être utile dans le traitement de la schizophrénie, des recherches supplémentaires sont nécessaires pour bien comprendre son innocuité et sa faisabilité en milieu clinique. Il est important de se rappeler que le bleu de méthylène ne doit être utilisé que sous la supervision d'un expert des services médicaux et ne doit pas être utilisé comme traitement de première intention contre la schizophrénie.

La schizophrénie n'est pas souvent traitée avec du bleu de méthylène. La psychothérapie, les médicaments puissants et les antipsychotiques sur ordonnance sont souvent utilisés dans le traitement de la schizophrénie.

Le bleu de méthylène n'est pas considéré comme un traitement de première intention contre la schizophrénie, bien qu'il ait été étudié pour son utilité potentielle dans le traitement de diverses maladies, dont la dépression. Le traitement au bleu de méthylène pour la schizophrénie ne doit être administré que sous la supervision et les conseils d'un professionnel de la santé agréé, et uniquement après l'échec d'autres options de traitement conventionnelles.

Dans le cas peu probable où vous ou quelqu'un que vous connaissez présenteriez des symptômes de schizophrénie, vous devriez demander l'avis d'un spécialiste agréé en bien-être psychologique qui pourra vous fournir un diagnostic précis et des recommandations de traitement appropriées. Une approche thérapeutique globale pouvant inclure des médicaments, une psychothérapie et d'autres médicaments stables est souvent utilisée pour traiter la schizophrénie.

Un guide pour lutter contre la maladie d'Alzheimer ?

La maladie d'Alzheimer est une maladie neurologique dégénérative qui altère la pensée, le comportement et la mémoire. Avec 60 à 80 % des patients atteints de démence entrant dans cette catégorie, il s'agit du type de maladie le plus répandu.

Bien que l'origine précise de la maladie d'Alzheimer soit encore inconnue, on pense qu'un mélange de facteurs environnementaux, comportementaux et génétiques en serait responsable. Les enchevêtrements de Tau et les plaques bêta-amyloïdes sont deux formes d'accumulation de protéines dans le cerveau qui sont révélatrices de la maladie. Ces protéines finissent par provoquer la mort des cellules cérébrales en interférant avec leur capacité à communiquer.

Les symptômes de la maladie d'Alzheimer peuvent différer d'une personne à l'autre et apparaître progressivement avec le temps. Les premiers signes et symptômes peuvent être :

Perte de mémoire se manifestant par des difficultés à se souvenir d'événements antérieurs ou à acquérir de nouvelles connaissances

Perplexité et désorientation

Avoir du mal à prendre des décisions, à résoudre des problèmes ou à exercer son jugement

Changements d'humeur, y compris agitation, anxiété ou tristesse

Un changement de personnalité, comme devenir moins assertif ou douteux

Troubles du langage, comme avoir des difficultés à comprendre ce qui est dit ou à trouver les phrases appropriées

Problèmes de coordination et de mobilité, tels que des problèmes d'équilibre ou de marche

Les symptômes suivants peuvent s'aggraver à mesure que la maladie s'aggrave :

Délires, paranoïa ou hallucinations

Difficultés à manger, à avaler ou à déféquer

Perplexité et désorientation accrues

Capacités cognitives diminuées, telles que des problèmes de langage, de mémoire et de résolution de problèmes perte d'indépendance et besoin d'aide pour les tâches quotidiennes, notamment la toilette, l'habillement et le bain

Le bleu de méthylène concentré a été étudié comme traitement potentiel pour la maladie d'Alzheimer, un trouble cérébral en constante évolution qui affecte le comportement, la pensée et la mémoire.

Selon une étude publiée dans le journal Alzheimer's Disease Journal, les chercheurs ont découvert que le bleu de méthylène pourrait améliorer la fonction cognitive et atténuer la pathologie mentale dans un modèle murin de la maladie. L'étude a également révélé que le bleu de méthylène a la capacité de réduire la quantité de bêta-amyloïde, une protéine associée à la maladie d'Alzheimer qui forme des plaques dans le cerveau.

Une autre évaluation publiée dans la revue Sub-atomic Neurobiology a découvert que, dans un modèle murin de la maladie d'Alzheimer, le bleu de méthylène pourrait améliorer la fonction cognitive et réduire l'irritabilité.

Bien que ces études suggèrent que le bleu de méthylène pourrait être utile dans le traitement de la maladie d'Alzheimer, des recherches supplémentaires sont nécessaires pour bien comprendre sa faisabilité et son innocuité en milieu clinique. Il est important de rappeler que le bleu de méthylène ne doit être utilisé que sous la supervision d'un expert des services médicaux et ne doit pas être utilisé comme traitement de première intention pour la maladie d'Alzheimer.

Un médicament qui a été étudié pour une utilisation potentielle dans le traitement de la maladie d'Alzheimer est le bleu de méthylène. Néanmoins, l'utilisation du bleu de méthylène comme traitement de la maladie d'Alzheimer est encore considérée comme expérimentale et n'est pas largement acceptée comme option conventionnelle. Il ne doit être utilisé que dans un environnement clinique préliminaire, sous la supervision et les conseils d'un professionnel des services médicaux agréé.

Les avancées suivantes peuvent être pertinentes si vous ou quelqu'un que vous connaissez souhaitez participer à un essai clinique axé sur l'application du bleu de méthylène dans le traitement de la maladie d'Alzheimer :

Étape 1 : Localiser un préliminaire clinique
À l'aide d'un ensemble de données préliminaires cliniques tel que ClinicalTrials.gov, vous pouvez rechercher des préliminaires cliniques axés sur l'application du bleu de méthylène dans le traitement de la maladie d'Alzheimer.

Étape 2 : Parlez avec le comité de révision
Une fois que vous avez identifié un préliminaire clinique auquel vous pourriez être admissible, vous devez contacter le groupe d'examen pour en savoir plus sur le préliminaire et déterminer si vous êtes qualifié en fonction des exigences du préliminaire. Vous recevrez des informations détaillées sur les préliminaires de la part du comité d'examen, ainsi que des informations sur les avantages et les risques de la participation.

Étape 3 : Offrir des informations consenties
Vous serez contacté pour fournir votre consentement éclairé si vous remplissez les conditions de qualification et décidez de participer à l'essai clinique. Cela signifie que vous recevrez des

informations spécifiques sur l'essai, telles que les bénéfices et les risques anticipés, et que vous aurez la possibilité de poser des questions afin de prendre une décision éclairée de participer ou non.

Étape 4 : Consultez un médecin
Si vous êtes inscrit à l'essai clinique, le groupe d'examen supervisera l'administration du traitement (bleu de méthylène). Le groupe d'examen surveillera de près votre état et pourra modifier votre traitement si nécessaire.

Étape 5 : Retournez au groupe de révision en cercle
Il vous sera demandé de revenir au groupe d'examen après avoir reçu une thérapie afin d'évaluer votre état et de fournir des commentaires sur la marche à suivre. Pour déterminer si la thérapie est adéquate, le comité d'examen peut superviser d'autres évaluations et tests.

En général, l'utilisation du bleu de méthylène dans le traitement de la maladie d'Alzheimer ne doit être effectuée que dans un environnement clinique préliminaire, sous la supervision et les conseils d'un professionnel des services médicaux agréé. Si vous ou quelqu'un que vous connaissez souhaitez participer à un essai clinique, il est important de discuter des risques et des avantages potentiels avec un prestataire de soins médicaux agréé.

Le mystérieux guérisseur du cancer

La prolifération et la propagation incontrôlées de cellules aberrantes sont la marque d'un groupe de troubles appelés cancer. Il existe plus d'une centaine de formes distinctes de cancer, et chacune peut toucher diverses régions du corps. De nombreuses variables, telles que les anomalies génétiques, l'exposition à l'environnement et les choix de mode de vie, peuvent conduire au cancer.

Selon le type de cancer et sa localisation dans le corps, ses signes et symptômes peuvent varier. Les signes typiques du cancer sont les suivants :

Réduction de poids inattendue

Fatigué

Angoisse

Altérations cutanées, y compris l'apparition d'un nouveau grain de beauté ou d'un grain de beauté qui a changé de taille ou de couleur

Une croissance ou une bosse dans les testicules, le sein ou une autre zone

Régurgitation ou difficulté à avaler

Cracher des crachats ou du sang de couleur rouille
Maladie ou toux chronique
Modifications des habitudes intestinales ou vésicales

Bien que le bleu de méthylène ait retenu l'attention en tant que traitement potentiel de la croissance maligne, ce domaine d'étude en est encore à ses balbutiements.

Des études menées in vitro ont montré comment le bleu de méthylène peut empêcher la formation de nombreux types de cellules de croissance malignes, telles que les cellules des poumons, de la prostate et du sein. On pense que le bleu de méthylène agit en induisant l'apoptose des cellules de développement malignes, ou passage cellulaire adapté.

Dans des expérimentations animales, il a été démontré que le bleu de méthylène supprime la désintégration des cellules pulmonaires et le développement de la croissance chez les souris présentant une poitrine. Quoi qu'il en soit, des recherches supplémentaires sont nécessaires pour comprendre pleinement le potentiel du bleu de méthylène en tant que traitement des tumeurs malignes chez l'homme.

Le bleu de méthylène peut être un traitement prometteur pour certaines maladies, mais il ne doit pas être utilisé comme traitement de première intention ; au lieu de cela, il ne doit être administré que sous la supervision d'un spécialiste des services médicaux. Des recherches plus approfondies sont prévues pour déterminer son adéquation et sa sécurité dans des contextes cliniques.

Il n'est pas considéré comme un traitement conventionnel de la maladie. Même si le bleu de méthylène a été étudié pour une utilisation potentielle dans le traitement de maladies, la recherche en est encore à ses débuts et d'autres études sont attendues pour déterminer l'innocuité et la faisabilité de la substance.

Dans le cas peu probable où vous ou quelqu'un que vous connaissez receviez un diagnostic de maladie, il est impératif que vous demandiez l'avis d'un professionnel des services médicaux agréé qui pourra vous proposer des options de traitement appropriées. Le traitement de la maladie implique généralement un plan de soins complet pouvant impliquer une intervention chirurgicale, une chimiothérapie, une radiothérapie, une immunothérapie ou d'autres traitements en fonction du type et du stade de développement du cancer.

L'utilisation du bleu de méthylène n'est pas recommandée comme traitement médical sans les conseils et la supervision d'un professionnel de la santé agréé. L'utilisation du bleu de méthylène comme traitement du développement malin ne doit être réalisée que dans le cadre d'un essai clinique au cours duquel la viabilité et la sécurité peuvent être minutieusement examinées. Si vous souhaitez participer à des préliminaires cliniques, vous pouvez parler avec votre médecin traitant ou rechercher des préliminaires cliniques en cours sur des sites Web tels que ClinicalTrials.gov.

Perturbateurs des infections urinaires

Le bleu de méthylène concentré a été étudié comme traitement potentiel pour les infections urinaires ou infections des voies urinaires, qui sont des maladies bactériennes courantes qui affectent le système urinaire.

Selon une revue publiée dans le Diary of Antimicrobien Chemotherapy, les chercheurs ont découvert que le bleu de méthylène a la capacité d'empêcher la croissance de plusieurs types de bactéries couramment associées aux infections des voies urinaires, telles que les infections à E. pneumocoque et à E. Coli. Il a également été démontré que le bleu de méthylène est efficace contre les organismes microscopiques résistants aux antitoxines.

Dans une autre revue publiée dans le Diary of Clinical Microbial Science, il a été démontré que le bleu de méthylène pourrait empêcher la formation de biofilms, qui sont des réseaux de bactéries pouvant se former à l'extérieur des cathéters urinaires et provoquer des infections des voies urinaires.

Bien que ces tests suggèrent que le bleu de méthylène pourrait être utile dans le traitement des infections urinaires, des recherches supplémentaires sont nécessaires pour bien comprendre son innocuité et sa faisabilité en milieu clinique. Il est important de se rappeler que le bleu de méthylène ne doit être utilisé que sous la supervision d'un expert des services médicaux et ne doit pas être utilisé comme traitement de première intention pour les infections urinaires.

Habituellement, le bleu de méthylène n'est pas utilisé pour traiter les infections des voies urinaires ou les infections urinaires. Les antitoxines recommandées par un spécialiste des services médicaux sont généralement utilisées pour traiter les infections urinaires. Néanmoins, le bleu de méthylène peut occasionnellement être utilisé comme traitement de soutien pour les infections urinaires causées par certains micro-organismes.

Dans le cas peu probable où du bleu de méthylène serait prescrit pour le traitement d'une infection des voies urinaires, les développements suivants pourraient être pertinents :

Étape 1 : Consultez un spécialiste des services médicaux
Parlez à un professionnel de la santé agréé avant d'utiliser le bleu de méthylène pour traiter une infection urinaire. Ils peuvent déterminer si le bleu de méthylène constitue un traitement approprié pour votre maladie spécifique et vous fournir des conseils sur la manière la plus sûre et la plus efficace de l'utiliser.

Étape 2 : Obtenir du bleu de méthylène
Le bleu de méthylène est un médicament qui nécessite une prescription médicale. Votre spécialiste des services médicaux pourra vous le recommander ou vous indiquer où l'obtenir.

Étape 3 : Respecter les directives posologiques
La gravité de votre infection urinaire et votre situation particulière détermineront la durée et la quantité de traitement au bleu de méthylène dont vous avez besoin. La portion et la récurrence de l'organisation, ainsi que des instructions spécifiques sur la façon d'utiliser le bleu de méthylène, vous seront fournies par votre professionnel de la santé.

Étape 4 : Séquelles à l'écran

Le bleu de méthylène, comme de nombreux médicaments, peut avoir des effets secondaires. Les haut-le-cœur, la migraine et les nausées sont des effets secondaires courants. Dans le cas peu probable où l'utilisation du bleu de méthylène provoquerait des effets secondaires, vous devez contacter immédiatement votre professionnel de la santé.

Étape 5 : Terminer le plan de traitement

Il est impératif que vous suiviez toute la durée du traitement avec le bleu de méthylène selon les directives de votre professionnel de la santé, même si vos effets indésirables s'améliorent avec le temps. Si un patient est incapable de terminer la totalité du traitement, l'obstruction par les antitoxines peut s'améliorer et les maladies ultérieures peuvent être plus simples à guérir.

Le traitement au bleu de méthylène pour les infections des voies urinaires ne doit, en général, être effectué que sous la supervision et les conseils d'un professionnel des services médicaux agréé. Il ne s'agit en aucun cas d'un traitement typique contre les infections urinaires et ne doit être utilisé que

dans certaines circonstances qu'un professionnel de
la santé juge appropriées.

Changer le traitement de l'autisme

L'autisme est une maladie neurologique et développementale qui affecte le comportement, les interactions sociales et la communication. On l'appelle parfois maladie du spectre autistique (TSA). Elle se caractérise par des difficultés à interagir avec les autres, des problèmes de communication et des passe-temps ou habitudes répétés.

Facteurs qui augmentent le risque et les causes :
Bien que les origines précises de l'autisme soient encore inconnues, les preuves suggèrent une interaction complexe entre les variables environnementales et génétiques. Les facteurs de risque connus pour le développement de l'autisme comprennent certains des suivants :

- Antécédents familiaux : le risque de souffrir d'autisme est accru si vous avez une famille au premier degré atteinte de la maladie, comme un parent ou un frère ou une sœur.

- Mutations génétiques : un certain nombre de gènes ont été suggérés comme causes possibles de l'autisme, et certaines personnes autistes peuvent être affectées par une mutation génétique qui altère le développement du cerveau.

- Facteurs environnementaux : Il existe des preuves liant un risque accru d'autisme à l'exposition prénatale à des produits chimiques spécifiques, notamment les pesticides et les métaux lourds. Un risque élevé d'autisme a également été associé à une infection maternelle pendant la grossesse.

- Structure et fonction du cerveau : Par rapport aux personnes non autistes, les personnes atteintes de la maladie ont souvent des structures et des fonctions cérébrales différentes. Ils pourraient, par exemple, différer dans les dimensions et la morphologie de certaines zones cérébrales et présenter des anomalies dans la manière dont les cellules cérébrales interagissent entre elles.

Symptômes et indicateurs :

Étant une maladie à spectre complet, l'autisme affecte les gens différemment et à des degrés divers. Les indications et manifestations typiques de l'autisme comprennent :

- Difficultés sociales : les personnes atteintes de troubles du spectre autistique peuvent avoir des difficultés à établir et à poursuivre une conversation, à interpréter le langage corporel et à identifier les émotions. Ils pourraient également avoir du mal à se faire des amis et à les garder.

- Difficultés de communication : les personnes atteintes de troubles du spectre autistique peuvent avoir des difficultés à s'exprimer verbalement et non verbalement, notamment par des gestes, le ton de la voix et les expressions faciales. Ils pourraient également avoir du mal à comprendre la réciprocité d'un discours ou à utiliser le langage de manière stricte ou littérale.

- Comportements répétitifs : les personnes atteintes de troubles du spectre autistique peuvent présenter un éventail limité d'intérêts, d'activités ou de comportements. Cela peut impliquer d'être obsédé par des intérêts ou des objets particuliers, d'adhérer à des routines ou des rituels rigides et de répéter des mots ou des phrases.

- Sensibilité sensorielle : le traitement des informations sensorielles peut être difficile pour de nombreuses personnes autistes. Ils pourraient avoir une sensibilité excessive ou insuffisante aux images, aux bruits, au toucher, au goût ou à l'odorat.

- L'accent a été mis sur le bleu de méthylène comme traitement potentiel pour le trouble du déséquilibre chimique (TSA), un problème formateur qui affecte le comportement, la communication sociale et les communications.

Dans une petite étude pilote publiée dans la revue BMC Psychiatry, des chercheurs ont découvert que le bleu de méthylène pourrait aider les enfants et les jeunes adultes atteints de TSA à développer leur conscience amicale et à réduire leurs comportements répétitifs. La recherche a également révélé que le bleu de méthylène était largement toléré et n'entraînait aucun effet secondaire important.

Le mécanisme précis par lequel le bleu de méthylène peut tenter d'exacerber les conséquences néfastes des TSA n'est pas bien compris. Quoi qu'il en soit, on pense que le bleu de méthylène pourrait agir en améliorant la fonction mitochondriale et en réduisant le stress oxydatif, deux éléments reconnus pour leur rôle dans l'amélioration des TSA.

Même si ces résultats sous-jacents sont encourageants, des recherches supplémentaires sont nécessaires pour comprendre pleinement le potentiel du bleu de méthylène en tant que traitement des TSA. Il est important de rappeler que le bleu de méthylène ne doit être utilisé que sous la supervision d'un expert des services médicaux ; il ne doit pas être utilisé comme traitement de première intention pour les TSA.

TDAH et bleu de méthylène

Les enfants et les adultes peuvent être touchés par le trouble déficitaire de l'attention avec hyperactivité (TDAH), une maladie neurodéveloppementale. Il se distingue par des signes d'impulsivité, d'hyperactivité et d'inattention. La maladie complexe connue sous le nom de TDAH peut affecter considérablement les interactions sociales, les résultats scolaires ou professionnels et la qualité de vie globale d'une personne.

Facteurs qui augmentent le risque et causes :
Bien que l'origine précise du TDAH soit encore inconnue, des preuves suggèrent des changements structurels et fonctionnels dans le cerveau, notamment dans les régions responsables de l'attention et du contrôle des impulsions. Le TDAH est plus répandu chez les personnes ayant des antécédents familiaux de cette maladie, et la génétique joue un rôle dans son développement. Les variables de risque supplémentaires comprennent :

Fumer par les mères pendant qu'elles attendent
Exposition à la fumée de tabac pendant la petite enfance

- Faible poids de naissance
- Naissance précoce
- Blessures à la tête antérieures
- Problèmes persistants de sommeil

Panneaux:

Chaque personne ressentira les symptômes du TDAH différemment, tant en termes d'intensité que d'apparence. Voici les trois principaux groupes de symptômes :

Inattention : incapacité à maintenir sa concentration, à obéir aux instructions et à terminer ses activités. Les personnes souffrant de TDAH peuvent avoir du mal à maintenir leur organisation, à oublier facilement des choses et à gérer leur temps.

Hyperactivité : agitation intense, agitation et besoin continu d'être « en mouvement ». Les adultes atteints de TDAH peuvent éprouver de l'agitation et un besoin impérieux d'être actifs tout le temps, tandis que les enfants atteints de TDAH peuvent avoir des difficultés à rester assis.

Impulsivité : laisser échapper des réponses, être impatient et interrompre les autres. Les personnes souffrant de TDAH peuvent avoir du mal à attendre leur tour, avoir du mal à se maîtriser et se comporter de manière impulsive ou imprudente.

Le bleu de méthylène a été étudié comme traitement potentiel pour le TDAH (trouble d'hyperactivité avec déficit de l'attention), mais la FDA (Food and Drug Administration) n'a pas encore approuvé son utilisation à cette fin.

Selon quelques tests, le bleu de méthylène pourrait aider les personnes souffrant de TDAH en termes de considération et de capacité mentale. Néanmoins, des recherches supplémentaires sont nécessaires pour bien comprendre si le bleu de méthylène est un traitement efficace contre le TDAH.

Il est important de se rappeler que le bleu de méthylène ne doit pas être utilisé seul pour traiter le TDAH sans la supervision d'un médecin. L'auto-durcissement du bleu de méthylène peut être dangereux et avoir des effets secondaires douloureux.

Dans le cas peu probable où vous ou quelqu'un que vous connaissez souffririez d'effets secondaires du

TDAH, il est important de parler à un professionnel des services médicaux pour obtenir un diagnostic et un traitement appropriés. De nombreux médicaments et thérapies approuvés par la FDA sont disponibles pour traiter efficacement les symptômes indésirables du TDAH.

Il est important de noter que la FDA n'a pas approuvé le bleu de méthylène comme traitement du TDAH (trouble d'hyperactivité avec déficit de l'attention). Cependant, d'autres études ont suggéré que l'on aurait pu prédire que les effets indésirables du TDAH continueraient de croître. Si vous souhaitez en savoir plus sur le bleu de méthylène comme option de traitement possible, vous devriez consulter un professionnel des services médicaux et suivre attentivement ses conseils. Voici un didacticiel de base, étape par étape, sur l'utilisation du bleu de méthylène pour traiter le TDAH ; n'oubliez pas que cela ne doit être fait que sous la supervision d'un expert des services médicaux :

Parlez à un professionnel des services médicaux : Il est important d'avoir une conversation avec un expert des services médicaux avant d'utiliser le bleu de méthylène comme traitement du TDAH. Cela peut impliquer de consulter un médecin, un spécialiste ou un autre professionnel de la santé mentale.

Achetez du bleu de méthylène : Le bleu de méthylène est disponible sous plusieurs formes, telles que des injectables, des pilules et des étuis. Il est important d'obtenir un produit de qualité pharmaceutique auprès d'un fournisseur fiable.

Sélectionnez la posologie appropriée : La posologie appropriée de bleu de méthylène dépend de plusieurs facteurs, tels que la gravité des effets secondaires du TDAH, l'âge et le poids du patient, ainsi que toute condition médicale non diagnostiquée. Vous pouvez obtenir des conseils sur la portion appropriée auprès de votre professionnel des services médicaux.

Donnez l'ordonnance : Il existe deux façons de traiter le bleu de méthylène : par voie orale et intraveineuse. Le plan d'action spécifique de l'organisation dépendra des besoins uniques du patient ainsi que du type de médicament utilisé.

Vérifiez les effets secondaires : le bleu de méthylène, comme d'autres médicaments, peut avoir des effets secondaires involontaires tels que des nausées, des vomissements et des selles molles. Les patients doivent être étroitement surveillés pour détecter tout effet indésirable et doivent contacter leur médecin s'ils remarquent quelque chose d'inhabituel.

Vérifiez à nouveau auprès d'un professionnel de la santé : après un traitement au bleu de méthylène, les patients doivent effectuer un suivi auprès de leur médecin pour s'assurer que le médicament agit comme prévu et pour vérifier tout effet secondaire potentiel.

Il est important de se rappeler que même si le bleu de méthylène s'est révélé prometteur dans le traitement du TDAH, des recherches supplémentaires sont nécessaires pour bien comprendre son efficacité et ses risques possibles. Il ne doit pas non plus être utilisé comme substitut à une attention thérapeutique régulière. Les personnes diagnostiquées avec un TDAH doivent toujours demander l'avis d'un professionnel de la santé pour un diagnostic et un traitement appropriés.

Repenser le traitement de la maladie de Parkinson

La maladie de Parkinson est une maladie neurologique qui altère l'équilibre, la coordination et le mouvement. L'instabilité posturale, la bradykinésie, les tremblements et la raideur sont causés par la perte de neurones producteurs de dopamine dans la substance noire, une région du cerveau.

Voici les principaux signes de la maladie de Parkinson :

- Tremblements : le signe le plus typique de la maladie de Parkinson est le tremblement des mains, des bras, des jambes ou de la mâchoire. Généralement rythmés, les tremblements peuvent s'intensifier selon que la personne est stressée ou au repos.
- Rigidité : Il peut être difficile de bouger ou d'effectuer des tâches quotidiennes si les muscles sont rigides et inflexibles.
- Bradykinésie : lenteur des mouvements, accompagnée d'une perte d'amplitude de

mouvement et d'une incapacité à démarrer des mouvements.

Instabilité posturale : la perte de coordination et d'équilibre peut rendre les chutes plus probables.

D'autres signes de la maladie de Parkinson peuvent être :

- Difficultés de marche, de démarche et de mobilité
- perte de mouvements réflexifs, tels que sourire, cligner des yeux ou balancer les bras lors de la marche
- Difficultés d'élocution, de déglutition et de communication
- Constipation, bouche sèche et autres symptômes non moteurs
- Anomalies cognitives telles que désorientation, perte de mémoire et difficulté à se concentrer
- Perturbations du sommeil, telles que réveils inattendus, rêves vifs et cauchemars
- Anxiété, dépression et autres troubles psychologiques
  La baisse de la libido et la dysfonction érectile sont des exemples de dysfonction sexuelle.

- Problèmes urinaires, y compris l'incontinence, la fréquence et l'urgence
Faiblesse, épuisement et manque d'énergie

Les niveaux de dopamine dans le cerveau diminuent en raison de la maladie de Parkinson, provoquée par la perte des neurones producteurs de dopamine dans la substance noire. Bien que l'étiologie précise de cette détérioration soit encore inconnue, l'usure liée à l'âge, les causes environnementales et les altérations génétiques ont toutes été suggérées.

La maladie de Parkinson n'a pas de remède connu, mais il existe des traitements tels que des médicaments, une intervention chirurgicale et des changements de mode de vie. La thérapie de remplacement de la dopamine est un médicament qui peut aider à contrôler les symptômes et à améliorer la qualité de vie. Une technique chirurgicale appelée stimulation cérébrale profonde peut potentiellement être utile dans le traitement des symptômes. Les changements de mode de vie, tels que l'exercice régulier, les traitements physiques et l'ergothérapie, peuvent améliorer l'indépendance et le fonctionnement.

Des recherches concentrées ont été menées sur le bleu de méthylène comme traitement potentiel pour la maladie de Parkinson, une maladie neurologique qui affecte le développement et les performances du moteur.

Il a été démontré dans des expérimentations animales que le bleu de méthylène protège les neurones dopaminergiques du cerveau, les cellules cérébrales détruites dans la maladie de Parkinson. Il est à noter que le bleu de méthylène fonctionne en supprimant la production de protéines toxiques qui peuvent s'accumuler dans le cerveau et contribuer à la dégénérescence des neurones dopaminergiques.

Dans une petite étude humaine publiée dans la revue Development Issues, les chercheurs ont découvert que les personnes atteintes de la maladie de Parkinson avaient préservé et conservé l'organisation orale du bleu de méthylène. L'étude a également révélé que le bleu de méthylène pourrait améliorer les performances du moteur et diminuer la gravité des effets indésirables chez certaines personnes.

Bien que ces tests suggèrent que le bleu de méthylène pourrait être utile dans le traitement de la maladie de Parkinson, des recherches supplémentaires sont nécessaires pour bien comprendre sa faisabilité et son innocuité en milieu clinique. Il est important de se rappeler que le bleu de méthylène ne doit être utilisé que sous la supervision d'un professionnel de la santé et ne doit pas être utilisé comme traitement de première intention pour la maladie de Parkinson.

Bien que le bleu de méthylène ait fait l'objet d'expériences en laboratoire et d'études cliniques préliminaires en raison de ses effets neuroprotecteurs potentiels dans la maladie de Parkinson, des questions demeurent quant à sa sécurité et sa faisabilité pour cette utilisation.

La maladie de Parkinson est une maladie neurologique complexe qui doit être traitée individuellement en fonction des exigences et des effets secondaires de chaque patient. La maladie de Parkinson peut être traitée avec des médicaments, des modifications du mode de vie et d'autres thérapies. Le traitement au bleu de méthylène pour la maladie de Parkinson ne doit être envisagé que sous la supervision et les conseils d'un professionnel clinicien agréé.

Il est crucial de rechercher une attention thérapeutique auprès d'un professionnel de la santé agréé si vous ou quelqu'un que vous connaissez présentez des symptômes secondaires de la maladie de Parkinson, tels que des raideurs, des tremblements et des difficultés d'équilibre et de coordination. Ils peuvent fournir une évaluation approfondie et vous proposer un plan de traitement personnalisé en fonction de vos besoins spécifiques.

Potential COVID-19 Treatment

La maladie à virus respiratoire COVID-19, communément appelée maladie à coronavirus 2019, a été découverte pour la première fois à Wuhan, en Chine, en décembre de la même année. La maladie est provoquée par une nouvelle souche de coronavirus appelée SARS-CoV-2, qui proviendrait d'une source animale et qui s'est propagée aux personnes présentes sur un marché de fruits de mer de Wuhan via un hôte intermédiaire.

Le virus COVID-19 peut provoquer de la fièvre, de la toux, un essoufflement et de l'épuisement, entre autres symptômes légers à graves. Le syndrome de détresse respiratoire aiguë (SDRA), la pneumonie et même la mortalité peuvent résulter de la maladie dans des situations plus graves.

Le contact étroit avec une personne infectée, comme le toucher, la poignée de main ou le partage d'ustensiles, est le moyen par lequel le COVID-19 se transmet d'une personne à l'autre. De plus, le virus peut persister sur les surfaces pendant un certain temps, ce qui lui permet de se propager par le biais de matériaux infectés.

Avec des cas enregistrés dans presque tous les pays, la propagation mondiale rapide du COVID-19 a déclenché une pandémie. De nombreuses raisons ont contribué à la propagation rapide du virus, notamment sa transmissibilité élevée, l'interconnexion des individus à l'échelle mondiale et le fait qu'il s'agissait d'une nouvelle souche à laquelle les humains n'avaient pas été exposés auparavant, laissant la population avec peu ou pas d'immunité.

Les confinements, les restrictions de voyage étendues et les mesures préventives, notamment le port du masque, la distance sociale et l'amélioration des procédures d'hygiène, font tous partie de la réaction mondiale à l'épidémie. De nombreux pays ont également lancé des campagnes de vaccination, avec un certain nombre de vaccins autorisés pour une utilisation en cas d'urgence, afin de contenir la propagation du virus.

À l'échelle mondiale, l'épidémie a eu de profondes répercussions sur de nombreux aspects de la vie, notamment la politique, la société et l'économie. Selon les estimations de la Banque mondiale, la pandémie pourrait coûter jusqu'à 3 000 milliards de dollars à l'économie mondiale, nuisant gravement à des secteurs tels que les voyages, l'aviation et la vente au détail. Des effets significatifs de la pandémie ont également été observés sur la santé mentale, avec des taux d'anxiété, de tristesse et de trouble de stress post-traumatique (SSPT) supérieurs à la moyenne enregistrés dans le monde entier.

À l'échelle mondiale, les gouvernements et les institutions de santé ont eu recours à des moyens extraordinaires pour endiguer la propagation du virus, comme la fermeture de villes entières, la limitation des déplacements et l'application de règles strictes de quarantaine. Il y a eu des discussions sur l'efficacité de ces mesures; certains prétendent qu'elles ont été trop restrictives, tandis que d'autres soutiennent qu'elles ont joué un rôle essentiel dans le ralentissement de la propagation du virus.

En outre, l'épidémie a attiré l'attention sur les disparités sociales et économiques préexistantes, les ménages à faible revenu et les populations marginalisées étant souvent celles qui souffrent le plus de ses effets. Il y a eu des cas de préjugés à l'encontre de groupes minoritaires dans plusieurs pays, et l'on s'inquiète de la manière dont l'épidémie pourrait affecter des communautés déjà à risque.

Malgré les difficultés provoquées par l'épidémie, il y a eu des exemples de courage, de camaraderie et d'inventivité. Un grand nombre de personnes se sont regroupées pour s'entraider, échanger des ressources et trouver des réponses innovantes aux problèmes engendrés par l'épidémie. De nombreux efforts ont été lancés pour aider les personnes défavorisées et les petites entreprises, et la technologie a joué un rôle déterminant dans la création d'emplois, d'éducation et de liens sociaux à distance.

De manière générale, l'épidémie mondiale de COVID-19 a posé des obstacles notables, mettant à l'épreuve notre préparation, notre adaptabilité et nos compétences en matière de gestion des crises. Même si l'avenir est encore inconnu, il est évident que l'épidémie continuera d'avoir un impact significatif sur le monde, et c'est à nous de gérer cette catastrophe avec compassion, résilience et solidarité.

Le bleu de méthylène comme thérapie possible contre le COVID-19

Depuis plus d'un siècle, le bleu de méthylène est utilisé comme colorant, médicament et aide au diagnostic. Son potentiel en tant que thérapie contre le COVID-19 a récemment attiré une attention considérable. Le bleu de méthylène peut être envisagé comme traitement prospectif contre le COVID-19 pour les raisons suivantes :

- Qualités antivirales : Des recherches ont démontré les qualités antivirales du bleu de méthylène contre divers virus, tels que le virus de l'herpès simplex, le VIH et la grippe. Il fonctionne en empêchant la reproduction virale et en réduisant la concentration de particules virales dans le corps.

- Immunosuppression : des patients subissant une greffe d'organe ont été traités au bleu de méthylène comme immunosuppresseur. Les lymphocytes T, un sous-ensemble de cellules immunitaires essentielles à la réponse immunologique, peuvent voir leur activité supprimée. En raison de cette caractéristique, il peut être utilisé pour traiter les maladies auto-immunes, c'est-à-dire des affections dans lesquelles les tissus de l'organisme sont attaqués par le système immunitaire.

- Effets contre l'inflammation : Le bleu de méthylène possède des qualités anti-inflammatoires, qui lui permettent de diminuer l'inflammation à l'intérieur de l'organisme. Bien que l'inflammation soit une réaction normale à une blessure ou à une maladie, une inflammation excessive peut endommager les organes et les tissus. Le bleu de méthylène pourrait atténuer les symptômes du COVID-19 tels que la fièvre, la toux et la dyspnée en diminuant l'inflammation.

- Neuroprotection : Il a été démontré que le bleu de méthylène possède des propriétés neuroprotectrices, ce qui signifie qu'il peut protéger contre les dommages causés au système nerveux et au cerveau. En raison de cette caractéristique, il peut être utilisé pour traiter les maladies neurodégénératives, notamment la maladie de Parkinson et la maladie d'Alzheimer.

- Effets synergiques : selon certaines études, lorsqu'il est associé à d'autres médicaments, le bleu de méthylène peut avoir des effets synergiques. Par exemple, des recherches ont démontré qu'il amplifie les propriétés antivirales de la ribavirine, un médicament utilisé pour traiter l'hépatite C. Dans le même ordre d'idées, il peut intensifier les effets d'autres médicaments de traitement du COVID-19 comme le remdesivir.

- Bien que l'utilisation du bleu de méthylène comme traitement contre le COVID-19 présente de nombreux avantages potentiels, des études plus approfondies doivent être réalisées avant que ce médicament puisse être utilisé systématiquement. L'utilisation du bleu de méthylène comme thérapie contre le COVID-19 présente un certain nombre de difficultés, telles que :

- Dosage et administration : Il est essentiel de déterminer le dosage idéal du bleu de méthylène et la technique d'administration. Des doses de bleu de méthylène trop faibles ou trop élevées peuvent avoir des effets secondaires défavorables.

- Profil de sécurité : le bleu de méthylène a été associé à un certain nombre d'effets indésirables, tels que des maux de tête, des nausées, des vomissements et une décoloration de la peau. Le profil d'innocuité à long terme du bleu de méthylène nécessite des études plus approfondies, en particulier auprès de grands groupes de patients.

- Résistance : Le bleu de méthylène présente le même potentiel de développement de résistance que tout autre médicament. Le virus peut acquérir une résistance aux effets du médicament s'il est pris fréquemment, ce qui pourrait éventuellement rendre le traitement moins efficace.

- Interactions avec d'autres médicaments : le bleu de méthylèneamine peut avoir des interactions avec des médicaments pris pour traiter des troubles médicaux sous-jacents, notamment le diabète, les maladies cardiaques et l'hypertension. Ces interactions peuvent avoir un impact sur le métabolisme et les effets physiologiques du bleu de méthylène.

- Coût et disponibilité : Le bleu de méthylène n'est pas aussi cher que d'autres médicaments, mais il peut ne pas être aussi facilement disponible dans certains endroits. Il faudra peut-être du temps et de l'argent pour augmenter la production afin de répondre à la demande.

Lorsqu'on parle des avantages possibles du traitement du COVID-19 avec du bleu de méthylène :

- Diminution du risque de résistance : La possibilité d'apparition d'une résistance est l'un des problèmes liés au traitement du COVID-19 avec des médicaments antiviraux. Le bleu de méthylène, en revanche, fonctionne selon un mécanisme différent, de sorte que la résistance à ce produit ne pourrait pas se développer aussi rapidement.

- Fonction immunitaire améliorée : Des recherches ont démontré que le bleu de méthylène peut renforcer l'immunité de plusieurs manières, notamment en activant les cellules immunitaires et en produisant davantage de cytokines. Cela peut diminuer l'intensité des symptômes et améliorer la capacité du corps à combattre la maladie.

- Effets contre l'inflammation : Le bleu de méthylène contient des qualités anti-inflammatoires qui peuvent aider à réduire l'inflammation provoquée par l'infection au COVID-19 dans les poumons et d'autres parties du corps.

- Effets pouvant être neuroprotecteurs : Selon certaines recherches, le bleu de méthylène pourrait prévenir ou réduire la probabilité qu'une infection au COVID-19 puisse causer des dommages neurologiques.

- Possibilité de thérapie combinée : le bleu de méthylène fonctionne différemment des autres médicaments antiviraux actuellement sur le marché. Par conséquent, sa combinaison avec d'autres thérapies pourrait entraîner un traitement plus efficace.

- Rentabilité : Le bleu de méthylène étant un médicament d'un prix raisonnable, il peut constituer un choix rentable pour traiter la COVID-19, en particulier dans les contextes aux ressources limitées.

- Disponibilité : Le bleu de méthylène peut être rapidement transporté vers les zones touchées par le COVID-19 car il est facilement accessible et est utilisé depuis de nombreuses années pour traiter divers problèmes médicaux.

- Profil d'innocuité : La recherche clinique n'a pas révélé de nombreux effets négatifs associés au bleu de méthylène. Cela montre que, par rapport à d'autres médicaments pouvant avoir des effets secondaires plus graves, cela pourrait être un choix thérapeutique sûr pour le COVID-19.

- Possibilité de prophylaxie : il a été démontré que le bleu de méthylène présente une activité antivirale contre le SRAS-CoV-2, ce qui suggère qu'il pourrait être utile à titre préventif pour protéger contre la maladie ceux qui ont été en contact avec le virus.

- Possibilité de recherches supplémentaires : bien que les données disponibles indiquent que le bleu de méthylène est un traitement potentiellement efficace contre le COVID-19, des recherches supplémentaires sont nécessaires pour valider son innocuité et son efficacité dans des études randomisées plus vastes.

Bien que les données disponibles soient prometteuses, il est essentiel de garder à l'esprit que davantage d'études sont nécessaires pour comprendre pleinement les avantages et les inconvénients possibles du traitement du COVID-19 au bleu de méthylène.

Conclusion

La substance adaptable bleu de méthylène a fait l'objet de recherches pour des utilisations thérapeutiques possibles dans un certain nombre de maladies, telles que le cancer, les infections par le VIH, les accidents vasculaires cérébraux, l'autisme, les infections virales, le TDAH, la schizophrénie, la maladie d'Alzheimer et la maladie de Parkinson.

Il a été démontré que le bleu de méthylène possède des caractéristiques antitumorales dans le cancer et peut être utilisé en complément des traitements anticancéreux standard. De plus, il a été observé que les infections des voies urinaires réagissent bien à son traitement.

Les propriétés neuroprotectrices possibles du bleu de méthylène dans les accidents vasculaires cérébraux et les maladies neurodégénératives, notamment la maladie de Parkinson et la maladie d'Alzheimer, ont également été étudiées. Il a été observé qu'il améliore la mémoire et la fonction cognitive dans des modèles animaux de diverses maladies.

Il a été démontré dans des modèles animaux d'autisme que le bleu de méthylène améliore le comportement social et réduit l'anxiété. Sa capacité à guérir des maladies virales telles que le COVID-19, l'herpès et le VIH a également été étudiée.

Le bleu de méthylène a démontré son potentiel dans le traitement de la schizophrénie et du TDAH en améliorant les performances cognitives et en atténuant les symptômes de ces affections.

Dans l'ensemble, les données indiquent jusqu'à présent que le bleu de méthylène pourrait être un agent thérapeutique viable pour divers troubles médicaux, même si des recherches supplémentaires sont nécessaires pour comprendre pleinement les avantages et les dangers possibles de ce médicament. Le bleu de méthylène ne doit cependant être utilisé que sous la surveillance d'un professionnel de la santé, car une utilisation incorrecte pourrait avoir des conséquences défavorables.

les références

Daniels, R. (2018). *Methylene Blue: A Comprehensive Guide*. New York, NY: Academic Press.

Thompson, G. (2020). *The Role of Methylene Blue in Medicine*. Chicago, IL: Springer.

Parker, S. E. (2016). *Methylene Blue: Applications and Therapeutic Uses*. Boston, MA: Jones & Bartlett Learning.

Roberts, L. C. (2019). *Understanding Methylene Blue: Chemistry, Mechanisms, and Applications*. San Francisco, CA: Wiley.

Harrison, J. A. (2017). *Methylene Blue in Neuroscience: From Bench to Bedside*. London, England: Elsevier.

Bennett, H. M. (2015). *Methylene Blue: The Journey of a Versatile Compound*. Houston, TX: CRC Press.

Turner, R. G. (2021). *Methylene Blue and Its Role in Infectious Diseases*. Oxford, UK: Oxford University Press.

Adams, M. D. (2018). *Methylene Blue: A Therapeutic Perspective*. Los Angeles, CA: Sage Publications.

Foster, K. R. (2016). *Methylene Blue: Mechanisms and Applications in Oncology*. Hoboken, NJ: John Wiley & Sons.

Cooper, T. S. (2019). *Methylene Blue: Current Research and Future Trends*. Cambridge, MA: MIT Press.

A propos de l'auteur

Grafton D. Neil est un médecin, chercheur et auteur qui a étudié de manière approfondie les effets du bleu de méthylène sur diverses affections, notamment la septicémie, le paludisme, le cancer, l'autisme, les infections virales, le TDAH, la schizophrénie, la maladie d'Alzheimer et autres.

L'intérêt de Grafton pour le bleu de méthylène a commencé lorsqu'il a découvert son potentiel à inhiber la croissance des cellules cancéreuses in vitro. Il a ensuite élargi ses recherches pour explorer les effets du bleu de méthylène sur d'autres conditions. Ses travaux ont montré que le bleu de méthylène a toute une série d'effets bénéfiques sur le cerveau et le corps, notamment l'amélioration des fonctions cognitives, la réduction de l'inflammation et l'augmentation de la production d'énergie dans les cellules.

Un domaine qui intéresse particulièrement Grafton est l'utilisation du bleu de méthylène dans le traitement de l'autisme. Il a écrit sur le sujet et a suggéré que le bleu de méthylène pourrait améliorer les symptômes de l'autisme en réduisant l'inflammation dans le cerveau et en augmentant la production d'énergie dans les cellules. Ses travaux ont donné des résultats prometteurs et il continue d'explorer le potentiel du bleu de méthylène en tant qu'agent thérapeutique contre l'autisme et d'autres pathologies.

En plus de ses recherches, Grafton a écrit un livre sur le thème du bleu de méthylène. Son livre donne un aperçu des recherches actuelles sur le bleu de méthylène et explore son potentiel en tant que traitement pour diverses affections. Ils fournissent également des conseils pratiques sur la façon d'utiliser le bleu de méthylène de manière sûre et efficace.

Les travaux de Grafton ont mis en lumière le potentiel du bleu de méthylène en tant qu'agent thérapeutique pour un large éventail de pathologies. Ses recherches ont montré que le bleu de méthylène a de nombreux effets bénéfiques sur le cerveau et le corps et pourrait devenir un outil important dans la lutte contre le cancer, l'autisme, les infections virales, le TDAH, la schizophrénie, la maladie d'Alzheimer et d'autres maladies.